AF595673

Jakob Herzberger

Zucker: Der stille Killer

Wie uns Zucker krank macht und Wege aus der Abhängigkeit

tredition

© 2024, Jakob Herzberger

Druck und Distribution im Auftrag des Autors
tredition GmbH, Heinz-Beusen-Stieg 5, 22926 Ahrensburg, Deutschland

Das Werk, einschließlich seiner Teile, ist urheberrechtlich geschützt. Für die Inhalte ist der Autor verantwortlich. Jede Verwertung ist ohne ihre Zustimmung unzulässig. Die Publikation und Verbreitung erfolgen im Auftrag der Autorin, zu erreichen unter: tredition GmbH, Abteilung "Impressumservice", Heinz-Beusen-Stieg 5, 22926 Ahrensburg, Deutschland

Inhaltsverzeichnis

Einleitung: Die süße Versuchung und ihre versteckten Gefahren

Die Geschichte des Zuckers: Vom Luxusgut zum Alltagskonsum

Die Geschichte des Zuckers ist eine faszinierende Reise durch Jahrhunderte, die von der Antike bis zur modernen Ära reicht. Zucker, wie wir ihn heute kennen, hat seinen Ursprung in alten Zivilisationen und hat sich im Laufe der Zeit von einem Luxusgut zu einem allgegenwärtigen Bestandteil unserer täglichen Ernährung entwickelt. Diese Entwicklung reflektiert nicht nur wirtschaftliche und technologische Fortschritte, sondern auch bedeutende gesellschaftliche Veränderungen.

Antike Ursprünge und Erste Entdeckungen

Die Geschichte des Zuckers beginnt bereits vor etwa 2.500 Jahren in Indien, wo Zuckerrohr (Saccharum officinarum) erstmals kultiviert wurde. Die ersten Erwähnungen von

Zucker stammen aus Sanskrit-Texten, in denen "Sharkara" als eine süße Substanz beschrieben wird, die aus Zuckerrohr gewonnen wurde. Die indischen Völker entwickelten erste Methoden zur Gewinnung und Raffination von Zucker durch Auskochen des Zuckerrohrsafts. Dieser Prozess führte zur Herstellung von "Khandsari", einer ungeklärten, kristallisierten Form von Zucker.

Im 7. Jahrhundert n. Chr. gelangte das Wissen um die Zuckerherstellung durch arabische Händler in den Nahen Osten. Die Araber verfeinerten die Zuckerverarbeitungsmethoden und bauten Zuckerrohrplantagen in Ländern wie Persien, Ägypten und im gesamten nordafrikanischen Raum an. Zucker wurde zu einer begehrten Handelsware und war in der gesamten islamischen Welt hochgeschätzt.

Luxusgut im Mittelalter

Im Mittelalter war Zucker in Europa ein Luxusgut, das hauptsächlich von der Oberschicht konsumiert wurde. Als die Kreuzzüge im 11. und 12. Jahrhundert den Kontakt zwischen Europa und dem Nahen Osten intensivierten, brachten die Kreuzritter Zucker nach Europa. Zucker war jedoch extrem teuer und oft schwer erhältlich, sodass er nur für medizinische Zwecke und in den Küchen der Reichen verwendet wurde.

Ein drastischer Wandel ereignete sich im 15. Jahrhundert mit der Entdeckung Amerikas und den beginnenden Kolonialexpeditionen. Christoph Kolumbus brachte 1493 Zuckerrohrstecklinge von den Kanarischen Inseln in die Karibik. Die ideale Kombination aus Klima und Bodenbeschaffenheit auf den karibischen Inseln und in Südamerika förderte das Wachstum des Zuckerrohrs, sodass die Region sich bald zu einem Zentrum der Zuckerproduktion entwickelte. Dies führte zur Entstehung großer Plantagen und einer rasanten Zunahme des Zuckerhandels.

Das Zeitalter der Industrialisierung

Mit dem Aufkommen der Industriellen Revolution im 18. Jahrhundert wurde Zucker für die Massen zugänglich. Neue Technologien und die Einführung der Dampfkraft ermöglichten effizientere Produktionsmethoden, wie die Errichtung von Zuckerraffinerien, die die Menische Maßstäbe der Zuckerproduktion revolutionierten. Ein bedeutender Fortschritt war die Entdeckung des chemischen Prozesses der Zuckerkristallisation im Jahre 1747 durch den deutschen Chemiker Andreas Sigismund Marggraf, der Zucker aus Zuckerrüben isolierte.

Napoleon Bonaparte erkannte ebenfalls die strategische und wirtschaftliche Bedeutung des Zuckers und förderte den Anbau von Zuckerrüben in Frankreich, insbesondere nach der Kontinentalsperre von 1806, die den Import von Zuckerrohr aus kolonialen Gebieten schwierig machte. Die industrielle Raffination und der Anbau von Zuckerrüben in Europa führten zu einem dramatischen Preisverfall und machten Zucker von einem Luxusgut zu einem erschwinglichen Produkt für breite Bevölkerungsschichten.

Moderner Zuckerkonsum

Im 19. und 20. Jahrhundert nahm der Zuckerkonsum weiter zu. Neue Möglichkeiten der Lebensmittellagerung und -verarbeitung führten zu einer Flut von zuckerhaltigen Produkten wie Süßigkeiten, Konfitüren und Softdrinks. Zucker wurde zu einem der am häufigsten verwendeten Inhaltsstoffe in der verarbeiteten Lebensmittelindustrie.

Der steigende Konsum von Zucker wurde von der Werbung tatkräftig unterstützt. In den 1950er und 1960er Jahren lancierten große Lebensmittelunternehmen gezielte Marketingkampagnen, die Zucker förderten und seine positiven Eigenschaften wie Energie und Genuss hervorhoben. Wissenschaftliche Berichte, die auf die negativen gesundheitlichen Auswirkungen des übermäßigen Zuckerkonsums hinwiesen, wurden ignoriert oder marginalisiert. Wie der

Journalist Gary Taubes in seinem Buch "The Case Against Sugar" beschreibt: „Die Zuckerindustrie hat sich aktiv bemüht, die negativen Berichte über Zucker zu unterdrücken und die positiven hervorzuheben“ (Taubes, 2017).

Heute ist Zucker allgegenwärtig. Der globale Konsum von Zucker hat sich seit den 1980er Jahren verdoppelt, wobei die durchschnittliche Person weltweit etwa 24 Kilogramm Zucker pro Jahr konsumiert, laut einem Bericht der Weltgesundheitsorganisation (WHO). Zucker ist in fast allen verarbeiteten Lebensmitteln zu finden, oft in großen Mengen und in versteckter Form.

Die Geschichte des Zuckers zeigt eindrucksvoll, wie eine Substanz, die einst als kostbares und seltenes Gut galt, sich zu einem gängigen Bestandteil unserer Ernährung entwickelt hat. Diese Entwicklung hat weitreichende gesundheitliche Auswirkungen, die in den folgenden Kapiteln dieses Buches weiter untersucht werden. Es ist entscheidend, die historischen Hintergründe und die dadurch geprägten Konsummuster zu verstehen, um effektive Maßnahmen zur Reduktion des Zuckerkonsums in der modernen Ernährung umzusetzen.

Die biochemischen Grundlagen: Wie Zucker im Körper wirkt

Die biochemischen Grundlagen: Wie Zucker im Körper wirkt

Zucker, oder genauer gesagt Glukose, ist eine essentielle Energiequelle für unseren Körper. Glukose wird durch den Verdauungsprozess aus den Kohlenhydraten in unserer Nahrung freigesetzt und gelangt über den Dünndarm in den Blutkreislauf. Die biochemischen Prozesse, die danach ablaufen, sind komplex und faszinierend und spielen eine entscheidende Rolle für unsere Gesundheit.

Blutzuckerregulierung und Insulinausschüttung

Nach der Aufnahme von Zucker steigt der Blutzuckerspiegel an. Dies signalisiert der Bauchspeicheldrüse, Insulin auszuschütten. Insulin ist ein Hormon, das als Schlüssel fungiert und den Zellen ermöglicht, Glukose aus dem Blut aufzunehmen und als Energie zu nutzen oder in Form von Glykogen in der Leber und den Muskeln zu speichern. Dr. Michael Greger erklärt in "How Not to Die": "Insulin wirkt wie ein Türsteher, der die Zellen für Glukose öffnet und somit den Blutzuckerspiegel senkt"

Der Glykämische Index und Glykämische Last

Verschiedene Zuckerarten und kohlenhydrathaltige Lebensmittel führen zu unterschiedlichen Anstiegen des Blutzuckerspiegels. Der Glykämische Index (GI) gibt an, wie schnell ein Lebensmittel den Blutzuckerspiegel erhöht. Ein hoher GI bedeutet, dass der Zucker schnell ins Blut gelangt, während ein niedriger GI eine langsamere Freisetzung indiziert. Die Glykämische Last (GL) ergänzt diese Information, indem sie sowohl die Geschwindigkeit als auch die Gesamtmenge der im Blut ankommenden Glukose berücksichtigt. Eine Studie des American Journal of Clinical Nutrition zeigt, dass Lebensmittel mit hohem GI und GL das Risiko für Typ-2-Diabetes erhöhen können (Ludwig, 2002).

Fruktose: Eine besondere Herausforderung

Ein weiteres Zuckerart ist Fruktose, die vorwiegend in Früchten, aber auch in Form von Maissirup in vielen verarbeiteten Lebensmitteln vorkommt. Anders als Glukose wird Fruktose unabhängig von Insulin verstoffwechselt und hauptsächlich in der Leber verarbeitet. Dies kann bei übermäßigem Konsum zu einer Fettleber und anderen Stoffwechselstörungen führen. Dr. Robert Lustig, ein führender Endokrinologe, warnt in seinem Buch "Fat Chance" davor, dass Fruktose in hohen Mengen die Ausschüttung von

Leptin, einem Sättigungshormon, beeinträchtigen kann, was zu übermäßigem Essen und Gewichtszunahme führt.

Zuckerabhängigkeit und das Belohnungssystem

Die Struktur und Funktion von Zucker im Körper erklärt auch seine potenziell süchtig machende Wirkung. Zucker stimuliert das Belohnungssystem des Gehirns, indem es die Freisetzung von Dopamin anstößt. Das Gefühl der Belohnung und des Wohlbefindens, das damit verbunden ist, kann dazu führen, dass Menschen immer wieder zuckerhaltige Lebensmittel konsumieren. Studien haben gezeigt, dass der Konsum von Zucker ähnliche Gehirnareale aktiviert wie suchterzeugende Substanzen wie Nikotin oder Kokain (Avena, 2008).

Langfristige Auswirkungen auf die Gesundheit

Die regelmäßige und übermäßige Aufnahme von Zucker kann langfristig weitreichende gesundheitliche Konsequenzen haben. Chronisch hohe Insulinspiegel können zur Insulinresistenz führen, einem Zustand, bei dem die Zellen nicht mehr effektiv auf Insulin reagieren. Dies kann letztlich zu Typ-2-Diabetes führen. Zucker steht auch im Zusammenhang mit einer Vielzahl von anderen Gesundheitsproblemen, einschließlich Herz-Kreislauf-Erkrankungen, Fettleber und Krebserkrankungen. Wie eine umfassende

Metaanalyse im Journal of the American Medical Association (JAMA) nahelegt, erhöht ein hoher Zuckerkonsum das Risiko für koronare Herzerkrankungen um 38% (Yang, 2014).

Die Rolle von Ballaststoffen

Ein entscheidender Faktor für die Gesundheit ist auch die Aufnahme von Ballaststoffen zusammen mit zuckerhaltigen Lebensmitteln. Ballaststoffe verlangsamen die Aufnahme von Zucker in den Blutkreislauf, stabilisieren den Blutzuckerspiegel und fördern die Verdauung. Eine Ernährung reich an Ballaststoffen aus Obst, Gemüse, Vollkornprodukten und Hülsenfrüchten kann deshalb helfen, viele der negativen Auswirkungen eines hohen Zuckerkonsums zu mildern. Wie die Harvard School of Public Health betont, "tragen Ballaststoffe zur Reduktion von Blutzuckerschwankungen und zur Verbesserung der allgemeinen Stoffwechselgesundheit bei."

Zusammengefasst zeigen diese biochemischen Grundlagen, wie komplex und potentiell schädlich der Verarbeitungsprozess von Zucker in unserem Körper ist. Ein bewusster Umgang mit Zucker und das Verständnis seiner

Wirkungsweise sind entscheidende Schritte zu einem gesünderen Leben.

Die unsichtbaren Bedrohungen: Versteckter Zucker in alltäglichen Lebensmitteln

Auf den ersten Blick mag Zucker lediglich als Süßungsmittel in Ihrem Kaffee oder als Hauptbestandteil Ihrer Lieblingsschokolade auftreten. Doch hinter dieser oberflächlichen Wahrnehmung verbirgt sich eine komplexe Präsenz von Zuckerarten, die tief in die Struktur unserer modernen Ernährung integriert sind. Zucker steckt in vielen alltäglichen Lebensmitteln, oft ohne dass wir es überhaupt wahrnehmen. Diese verborgene Gefahr, der "versteckte Zucker", trägt nicht nur zur täglichen Zuckeraufnahme bei, sondern kann auch ernsthafte gesundheitliche Risiken mit sich bringen.

Ein entscheidender Punkt in der Diskussion um Zucker ist seine allgegenwärtige Präsenz in verarbeiteten Lebensmitteln. Nehmen wir einmal an, Sie greifen zu einem scheinbar gesunden Joghurt, optimistisch hinsichtlich seiner nährstoffreichen Versprechen. Doch ein Blick auf das Etikett offenbart erschreckende Fakten: Viele dieser vermeintlich gesunden Joghurtsorten enthalten zugesetzten Zucker in Mengen, die weit über das hinausgehen, was als gesund erachtet werden kann. Ein häufig zitierter Bericht der Weltgesundheitsorganisation (WHO) legt nahe, dass Frauen nicht mehr als sechs Teelöffel und Männer nicht mehr als neun Teelöffel Zucker pro Tag konsumieren sollten. Verarbeitete Lebensmittel können jedoch diesen Tagesbedarf oft schon in einer einzigen Portion überschreiten.

Betrachten wir einige Beispiele: Ein handelsüblicher Joghurtbecher (175 g) kann bis zu 24 Gramm Zucker enthalten. Das entspricht etwa sechs Teelöffeln, was genau dem von der WHO vorgeschlagenen Tageslimit für Frauen entspricht und zwei Drittel des Limits für Männer ausmacht. Doch Joghurt ist nur die Spitze des Eisbergs. Andere alltägliche Lebensmittel wie Frühstückszerealien, Energy-Riegel und Fertigsaucen enthalten ebenfalls oft versteckten Zucker. Eine Schale Cornflakes (30 g) kann bis zu 11 Gramm Zucker beinhalten, eine Menge, die in westlichen Haushalten oft ohne großes Bewusstsein konsumiert wird.

Diese versteckten Zuckerquellen können sich schnell summieren. Denken Sie nur an die Vielzahl von Produkten, die Sie möglicherweise im Laufe eines einzigen Tages zu sich nehmen. Eine Portionsgröße Müsli, ein gesüßtes Getränk wie ein Limonade oder ein vermeintlich gesunder Smoothie, und schon haben Sie möglicherweise mehrere Teelöffel Zucker konsumiert, ohne sich dessen bewusst zu sein. Ein 350-ml-Softdrink enthält oft um die 39 Gramm Zucker - das sind etwa zehn Teelöffel. Diese Summen verdeutlichen, wie leicht es ist, die empfohlene tägliche Zuckermenge zu überschreiten.

Ein weiteres Problem bei verstecktem Zucker ist seine gut getarnte Präsenz auf den Zutatenlisten. Zucker tritt in vielen verschiedenen Formen und Namen auf. „Zucker" ist häufig auf Lebensmitteletiketten als Glukose, Fruktose, Saccharose, Maissirup, Agavendicksaft, Honig und anderen Bezeichnungen zu finden. Die International Food Information Council Foundation listet über 60 verschiedene Namen für Zucker auf, die auf Etiketten erscheinen können. Verbraucher, die sich dieser Vielfalt nicht bewusst sind, könnten leicht in die Falle tappen und Produkte kaufen, die den täglichen Zuckerbedarf schnell überschreiten. Diese gezielte Verschleierung fördert nicht nur den überhöhten Zuckerkonsum, sondern erschwert es auch Gesundheitsbewussten, fundierte Entscheidungen zu treffen.

Ein Schlüssel zur Aufdeckung dieser versteckten Zuckerquellen liegt in einem kritischen Blick auf die Nährwertangaben und das Zutatenverzeichnis von Verpackungen. Die

„Nährwerttabelle“ bietet eine detaillierte Aufschlüsselung der enthaltenen Zuckerarten und Mengen. Besonders wichtig ist dabei der Unterschied zwischen „natürlichen Zuckern“ (wie sie in Obst oder Milch vorkommen) und „zugesetzten Zuckern“, die oft in verarbeiteten Lebensmitteln gefunden werden. Zu beachten ist, dass natürliche Zucker in ihrer ursprünglichen Form in der Regel weniger schädlich sind, da sie oft von Ballaststoffen und anderen Nährstoffen begleitet werden, die ihre Aufnahme verlangsamen und eine stabilere Blutzuckerreaktion fördern.

Versteckter Zucker kann nicht nur unseren Zuckerkonsum erhöhen, sondern hat auch weitreichende Konsequenzen für unsere Gesundheit. Studien, wie die der American Heart Association, haben gezeigt, dass ein hoher Zuckerkonsum mit einem erhöhten Risiko für diverse Gesundheitsprobleme wie Adipositas, Typ-2-Diabetes und Herzerkrankungen verbunden ist. Es ist daher entscheidend, ein Bewusstsein für die unsichtbaren Bedrohungen durch versteckten Zucker in alltäglichen Lebensmitteln zu entwickeln und aktiv Strategien zur Reduktion des Zuckerkonsums zu verfolgen.

Die Geschichte des Zuckers: Vom Luxusgut zum Massenprodukt

Die anfängliche Faszination: Zucker im alten Europa

Der Zucker, wie wir ihn heute kennen, war für Jahrhunderte ein rares und kostbares Gut. In den ersten Jahrhunderten nach seiner Einführung in Europa genoss Zucker ein Hohelied der Bewunderung und wurde als exotisches Luxusprodukt angesehen, das nur den Reichsten vorbehalten war. Diese anfängliche Faszination kann nur im Kontext der damaligen Gesellschaft und der wirtschaftlichen Rahmenbedingungen verstanden werden.

Die erste Erwähnung von Zucker in Europa geht auf den Zeitraum der Kreuzzüge zurück, als europäische Ritter aus dem Nahen Osten heimkehrten und von der süßen Substanz berichteten. „Das süße Salz“, wie Zucker ursprünglich genannt wurde, faszinierte durch seine kristalline Struktur und die Möglichkeit, Speisen zu süßen, ohne auf Honig oder Früchte zurückgreifen zu müssen. Nikolaus von Damaskus schrieb um 30 v. Chr.: „Diese schnelle Süße der

Honigpflanzen, die in Indien wächst und unter dem Namen Saccharon bekannt ist, ist nicht erlesen in ihrer Konsistenz und ihrem Nutzen im menschlichen Alltag.".

Doch es dauerte noch einige Jahrhunderte, bis Zucker tatsächlich in nennenswerten Mengen nach Europa gelangte. Dies änderte sich drastisch mit den Entdeckungsreisen des 15. und 16. Jahrhunderts. Die Seefahrer, die neuen Handelsrouten erschlossen, brachten auch den Anbau von Zuckerrohr in tropischen Klimazonen in den europäischen Markt. Vor allem Portugal und Spanien, die mit ihren Kolonialreichen großen Einfluss auf die Weltmärkte ausübten, spielten eine zentrale Rolle bei der Einführung des Zuckers in Europa.

Anfänglich war Zucker so wertvoll, dass er in Apotheken verkauft wurde und ausschließlich als Heilmittel und Gewürz für die Reichen verwendet wurde. Vornehme Damen und Herren ließen sich bei Festmählern mit in Zucker getunktem Obst und Gebäck verwöhnen. Der französische König Ludwig XIV. beispielsweise hielt das „weiße Gold" in so hoher Wertschätzung, dass es nur den königlichen Tafeln vorbehalten war.

Die Begeisterung für Zucker hatte jedoch nicht nur kulinarische Gründe. Zucker wurde auch eine medizinische Wirkung zugeschrieben. Der Arzt Nostradamus, bekannt für seine Prophezeiungen, empfahl Zucker als Heilmittel für verschiedene Krankheiten. In seinem Buch „Traité des confitures" bietet er zahlreiche Rezepte, die Zucker als Zutat enthalten, um chronische Leiden zu lindern.

Der soziale Status, der mit Zucker verbunden war, zeigte sich auch in der Architektur und der Kunst des 17. und 18. Jahrhunderts. Zuckerbäckereien verbreiteten sich, und Konditoren, die kunstvolle Zuckerplastiken und -ornamente für festliche Tafeln herstellten, wurden sehr geschätzt. Bei königlichen Bällen und Empfängen wurde Zucker in Form von Schleifen, Blüten und Statuetten präsentiert und demonstrierte die Macht und den Reichtum des Gastgebers.

Ein weiterer wichtiger Schritt zur Verbreitung von Zucker im Alltag der Europäer war die Entdeckung des Beetzuckers zu Beginn des 19. Jahrhunderts. Als Napoleons Kontinentalsperre den Import von Zuckerrohr nach Europa blockierte, wurde die Suche nach geeigneten Alternativen intensiviert. Der deutsche Chemiker Andreas Sigismund Marggraf und sein Schüler Franz Carl Achard leisteten hier Pionierarbeit. Achards technische Innovationen ermöglichten es, die süßen Stoffe der Futterrübe industriell zu extrahieren. Diese Entdeckung markierte den Übergang von Zucker als Luxusgut zu einem erschwinglicheren, breiter zugänglichen Produkt.

Die Faszination für Zucker im alten Europa war also vielschichtig und durch wirtschaftliche, kulturelle und gesundheitliche Aspekte beeinflusst. Zucker spiegelte nicht nur den Stand des technischen Fortschritts wider, sondern auch die gesellschaftlichen Hierarchien und kulinarischen Vorlieben einer Epoche. Es war diese komplexe Mischung, die Zucker besonders im alten Europa zu einem Symbol des Wohlstands und der Raffinesse machte.

Der Aufstieg des Zuckers im globalen Handel: Sklaverei und Kolonialismus

Die Geschichte des Zuckers lässt sich ohne einen tiefen Blick in die düsteren Kapitel der Menschheitsgeschichte nicht vollständig erzählen. Ein zentrales Thema hierbei ist der Aufstieg des Zuckers im globalen Handel, der untrennbar mit der Geschichte der Sklaverei und des Kolonialismus verbunden ist. Die Verflechtung von Zuckerproduktion und Menschenhandel entwickelte sich zu einem der traurigsten Kapitel der Wirtschaftsgeschichte und hatte weitreichende Folgen für Millionen von Menschen.

Im 17. und 18. Jahrhundert begann der Zucker seinen Siegeszug um die Welt. Spitzenreiter in der Zuckerproduktion waren die Kolonien in der Karibik und Südamerika. Die europäischen Kolonialmächte erkannten schnell das immense Potenzial des Zuckerrohranbaus. Zucker, der ursprünglich ein Luxusgut war, wurde nun zu einem massenhaft produzierten Rohstoff, der immense Gewinne versprach. Doch diese landwirtschaftliche Revolution hatte einen hohen Preis: Die Etablierung eines neuen ökonomischen Systems, das auf unmenschlicher Ausbeutung beruhte.

Die Arbeitskraft der einheimischen Bevölkerung reichte für die aufwendige Zuckerproduktion nicht aus. Die hochintensive Landwirtschaft verlangte nach Arbeitskräften, die hart arbeiten und widrigste Bedingungen aushalten konnten. Dies führte zu einem grausamen und systematischen Menschenhandel, der in die Geschichte als der transatlantische Sklavenhandel eingehen sollte. Die Europäer verschleppten Millionen von Afrikanern, um auf den Zuckerplantagen als Sklaven zu arbeiten. Zwischen 1501 und 1866 wurden nach Schätzungen etwa 12 bis 15 Millionen

Menschen aus Afrika nach Amerika verschifft, wobei eine erhebliche Anzahl auf den Zuckerplantagen der Neuen Welt landete.

Diese unmenschlichen Bedingungen werden von dem Historiker Eric Williams in seinem Werk "Capitalism and Slavery" anschaulich beschrieben. Williams schreibt: "Die gewaltigen Profite der Zuckerplantagen ermöglichten es, das entstehende kapitalistische System Europas finanziell zu unterfüttern. Die Plantagenwirtschaft wurde zum Herzstück der kolonialen Ökonomie, die durch das Blut und die Tränen der versklavten Afrikaner betrieben wurde."*

Mit dem unaufhaltsamen Aufstieg des Zuckers als begehrtes Handelsgut wurde auch der Widerstand gegen die Sklaverei intensiver. Im Laufe der Jahrhunderte führten der moralische Druck und die aufkommende Abschaffung der Sklaverei in Europa und Amerika zum langsamen Ende dieser schändlichen Praxis. Ein bedeutender Schritt war das britische Sklavereigesetz von 1807, das den Handel mit Sklaven verbot. Viele andere Länder folgten diesem Beispiel, entweder freiwillig oder unter Druck. Letztlich wurde die Sklaverei in den meisten Ländern weltweit bis zum Ende des 19. Jahrhunderts abgeschafft. Doch die sozialen und wirtschaftlichen Folgen dieses menschenverachtenden

Systems wirken bis heute nach und prägen unsere Gesellschaft und Wirtschaft nachhaltig.

Der Aufstieg des Zuckers im globalen Handel zeigt auf schmerzliche Weise die Verquickung von Gier, menschlichem Leid und wirtschaftlichem Fortschritt. Während Zucker heute ein alltägliches Konsumgut ist, bleibt die Erinnerung an die menschlichen Opfer ein mahnendes Beispiel für zukünftige Generationen. Die Geschichte des Zuckers lehrt uns, wie wichtig es ist, den Preis unseres Konsums zu reflektieren und den ethischen Aspekt nicht außer Acht zu lassen.

Insgesamt zeichnet sich das Kapitel des Zuckers im globalen Handel durch eine komplexe und dunkle Geschichte aus, die zeigt, wie tief wirtschaftliche Interessen und menschliche Grausamkeit miteinander verflochten sein können. Dies verdeutlicht die Notwendigkeit einer fundierten Auseinandersetzung mit den Konsequenzen unseres Konsums und der historischen Sackgassen, aus denen wir lernen müssen.

Industrialisierung und Massenproduktion: Zucker für die Massen

Industrialisierung und Massenproduktion: Zucker für die Massen

Die Industrialisierung markierte einen Wendepunkt in der Geschichte des Zuckers. Aus einem Luxusgut, das einst nur den wohlhabenden Schichten zugänglich war, wurde Zucker zu einem allgegenwärtigen Bestandteil der Ernährung in breiten Bevölkerungsschichten. Diese Transformation brachte weitreichende wirtschaftliche, soziale und gesundheitliche Auswirkungen mit sich.

Im 18. Jahrhundert begann sich die industrielle Revolution in Großbritannien rasant auszubreiten. Technologische Innovationen und die Entwicklung neuer Maschinen veränderten das Fundament der Produktion in nahezu jedem Wirtschaftssektor, einschließlich der Zuckerproduktion. Ein entscheidender Fortschritt war die Einführung dampfbetriebener Maschinen in den Zuckermühlen, was die Effizienz der Zuckerherstellung drastisch erhöhte.

Ein besonders bedeutendes Gerät in dieser Entwicklung war die sogenannte „Dampfmaschinerie“, die in den Zuckerfabriken eingesetzt wurde. Die Verwendung dieser Technologie, kombiniert mit der Entwicklung von Vakuumpfannen zur Konzentration des Zuckersaftes, erlaubte eine erheblich höhere Produktionsrate. Die Verarbeitung von Zuckerrohr und später auch Zuckerrüben zu granuliertem Zucker konnte nahezu rund um die Uhr fortgeführt werden. Diese Effizienzsteigerung führte zu einer drastischen Senkung der Produktionskosten und damit auch zu einem Preisverfall des Endprodukts.

Eine weitere technologische Innovation war die Raffination des Zuckers, ein Prozess, bei dem Rohzucker in höheren Reinheitsgrad umgewandelt wird. Hierbei wird der Rohzucker zuerst in Wasser gelöst und anschließend durch eine Serie von chemischen Reaktionen, Filterungen und Kristallisationen gereinigt. Die Entwicklung von leistungsfähigen Raffinerien, besonders in städtischen Gebieten, trug zu einer ununterbrochenen Verfügbarkeit von raffiniertem Zucker bei.

Gleichzeitig spielte die Zuckerrübe eine entscheidende Rolle in der Industrialisierung der Zuckerproduktion. Bis Ende des 18. Jahrhunderts war Zuckerrohr die Hauptquelle für Zucker. Doch durch die napoleonischen Kriege und die damit verbundenen Handelsblockaden wurde die Verfügbarkeit von Kolonialwaren wie Zucker stark eingeschränkt. Dies führte zur Erforschung und Nutzung der Zuckerrübe als alternative Zuckerquelle. In Europa eröffnete sich eine neue Ära der Zuckerproduktion, als bekannt wurde, dass Zuckerrüben einen signifikanten Anteil an Saccharose halten.

Im Jahr 1801 baute Franz Karl Achard, ein deutscher Chemiker, die erste Zuckerrübenfabrik in Schlesien. Diese Neuerung breitete sich schnell in Europa aus, insbesondere in Deutschland, Frankreich und Russland, und trug dazu bei, die Unabhängigkeit Europas von Zuckerimporten aus kolonialen Gebieten zu stärken. Die Zuckerrübenindustrie ermöglichte es, den Zuckerpreis weiter zu senken und ihn für eine breite Konsumentenschicht erschwinglich zu machen.

Parallel zur industriellen Produktion entwickelten sich die Märkte für Zucker in rasantem Tempo weiter. Besonders markant war das Wachstum des Zuckerhandels und der Import von Zucker nach Europa und Nordamerika. Im Jahr 1850 belief sich der weltweite Zuckerexport auf etwa 500.000 Tonnen. Nur fünfzig Jahre später, im Jahr 1900, war dieser Wert bereits auf etwa 9 Millionen Tonnen gestiegen (Quelle: World Sugar Statistics). Diese Expansion ermöglichte es, zunehmend größere Nachfrage nach Zucker zu decken und ihn in nahezu jedem Haushalt verfügbar zu machen.

Mit der zunehmenden Verfügbarkeit und Erschwinglichkeit von Zucker kam es zu einer Veränderung im Lebensmittelkonsum. Zucker wurde nicht mehr nur als seltener Luxusartikel gesehen, sondern als Grundnahrungsmittel und wichtiger Bestandteil vieler Lebensmittelprodukte. Hauseigene und gewerbliche Bäckereien, Konditoreien und später auch die Süßwarenindustrie wuchsen rapide an. Zucker wurde zum unverzichtbaren Bestandteil von Kuchen, Torten, Bonbons und anderen Süßigkeiten, die sowohl bei Kindern als auch bei Erwachsenen beliebt waren.

Der gesellschaftliche Einfluss der Zuckerindustrie war tiefgreifend. Zucker war ein Antrieb für Kolonialismus und Sklaverei gewesen, doch auch nach der Abschaffung der Sklaverei blieb seine Bedeutung für die Wirtschaft vieler Regionen unbestritten. In Großbritannien und anderen europäischen Ländern entstanden mächtige Zuckerindustrie-Komplexe, die großen Einfluss auf Politik und Wirtschaft nahmen. In den Vereinigten Staaten und der Karibik wurden Plantagenbesitzer und Zuckerindustrie-Magnaten zu einflussreichen Akteuren auf nationaler und internationaler Bühne.

Die Industrialisierung und Massenproduktion von Zucker hatte jedoch nicht nur wirtschaftliche und soziale Auswirkungen. Auch die gesundheitlichen Konsequenzen blieben nicht aus. Die Verfügbarkeit von billigem und leicht zugänglichem Zucker führte zu einem sprunghaften Anstieg des Zuckerkonsums, was nach und nach zur Entstehung des globalen Gesundheitsproblems beitrug, das wir heute kennen. Der erhöhte Zuckerkonsum wurde mit einer Zunahme von Fettleibigkeit, Diabetes und anderen chronischen Krankheiten verknüpft (Quelle: World Health Organization, Fact Sheet on Sugar and Public Health).

Insgesamt markierte die Ära der Industrialisierung und Massenproduktion eine dramatische Wende im Umgang mit Zucker. Was einst ein luxuriöses Gut war, wurde durch technologische Fortschritte und industrielle Prozesse zu einem preiswerten und allgegenwärtigen Bestandteil der modernen Ernährung. Doch die gesundheitlichen Fallstricke, die mit diesem süßen Segen einhergingen, sollten sich erst viel später vollständig zeigen und lange Schatten auf das Erbe der Zuckerproduktion werfen.

Zuckerarten: Raffinierter Zucker, Fruktose und Co.

Raffinierter Zucker: Herstellung, Eigenschaften und gesundheitliche Folgen

Raffinierter Zucker: Herstellung, Eigenschaften und gesundheitliche Folgen

Raffinierter Zucker, auch bekannt als weißer Zucker oder Saccharose, ist ein zentrales Thema in der modernen Ernährung. Seine Herstellung und der weitreichende Einfluss auf die Gesundheit machen ihn zu einem wichtigen Aspekt in der Diskussion über gesunde Ernährung. In diesem Unterkapitel beleuchten wir die verschiedenen Phasen der Raffinierung, die chemischen Eigenschaften des resultierenden Zuckerprodukts und die gesundheitlichen Risiken, die mit seinem Konsum verbunden sind.

Herstellung und Raffinierungsprozess

Der Prozess zur Gewinnung von raffiniertem Zucker beginnt in der Regel mit Zuckerrohr oder Zuckerrüben. Diese

Pflanzen sind besonders reich an Zucker und werden weltweit in großen Mengen angebaut. Der erste Schritt in der Zuckerproduktion ist das Pressen der Pflanzen, um Zuckerrohrsaft oder Zuckerrübensaft zu gewinnen.[1]

Nach der Gewinnung des Saftes wird dieser gekocht und eingedickt, bis ein dicker Sirup entsteht. Dieser Sirup wird dann abgekühlt und kristallisiert. Die entstandenen Zuckerkristalle sind jedoch noch nicht rein. Sie sind von einer braunen, melassehaltigen Schicht umgeben, die in weiteren Schritten entfernt wird. Dabei werden die Zuckerkristalle mit Wasser gewaschen und in einer Zentrifuge geschleudert, um die Melasse zu entfernen.[2]

In der letzten Phase des Raffinierungsprozesses wird der Zucker in einem sogenannten Raffineriezucker-Verfahren weiterverarbeitet. Hierbei werden die Zuckerkristalle in einer Lösung aufgelöst und durch Aktivkohle filtriert, um Verunreinigungen und Farbe zu entfernen. Anschließend wird die Zuckerlösung nochmals zum Kristallisieren gebracht und getrocknet. Das Endprodukt ist der bekannte weiße, raffinierte Zucker.[3]

Eigenschaften von raffiniertem Zucker

Raffinierter Zucker besteht fast ausschließlich aus Saccharose, einem Disaccharid aus Glukose und Fruktose.

Aufgrund seiner Reinheit hat weißer Zucker eine sehr hohe Süßkraft und eine einheitliche Kristallstruktur. Diese Eigenschaften machen ihn zu einer bevorzugten Wahl in vielen Lebensmitteln und Getränken.[4]

Darüber hinaus hat raffinierter Zucker eine lange Haltbarkeit und reagiert stabil in verschiedenen Koch- und Backumgebungen. Er ist wasserlöslich und kann daher in einem breiten Spektrum von Anwendungen, von Backwaren bis hin zu Getränken, effektiv eingesetzt werden.[5]

Gesundheitliche Folgen des Konsums von raffiniertem Zucker

Die gesundheitlichen Risiken, die mit dem Konsum von raffiniertem Zucker verbunden sind, sind zahlreich und gut dokumentiert. Ein übermäßiger Konsum von Zucker ist ein Hauptfaktor für die Entstehung von Fettleibigkeit und Übergewicht. Zuckerhaltige Nahrungsmittel und Getränke liefern viele Kalorien bei gleichzeitig geringem Nährwert.[6]

Ein weiterer signifikanter Aspekt ist die Wirkung von Zucker auf den Blutzuckerspiegel. Der Konsum von raffiniertem Zucker führt zu schnellen Blutzuckerspitzen, gefolgt von raschen Abfällen. Diese Schwankungen können zu Insulinresistenz führen und langfristig das Risiko für Typ-2-Diabetes erhöhen.[7]

Ebenso gibt es einen starken Zusammenhang zwischen Zuckerkonsum und kardiovaskulären Erkrankungen. Hoher

Zuckerverbrauch kann den Triglyceridspiegel im Blut erhöhen und Entzündungen fördern, was wiederum das Risiko für Herzerkrankungen erhöht.[8]

Schließlich hat übermäßiger Zuckerkonsum auch Auswirkungen auf die mentale Gesundheit. Studien haben gezeigt, dass eine zuckerreiche Ernährung mit einem erhöhten Risiko für Depressionen und Angststörungen verbunden sein kann.[9]

Abschließend lässt sich sagen, dass raffinierter Zucker aufgrund seiner chemischen Eigenschaften und weitreichenden gesundheitlichen Auswirkungen eine kritische Komponente der modernen Ernährung darstellt. Ein bewusster Konsum und eine schrittweise Reduktion des Zuckergehalts in der Ernährung können einen erheblichen Beitrag zur Verbesserung der Gesundheit und des Wohlbefindens leisten.

[1] World Health Organization. (2015). *Sugar and dental caries.* Geneva: WHO.

[2] Council of European Sugar Manufacturers (CEFS). (2018). *The Sugar Industry*. Brussels: CEFS.

[3] Sugar Association. (2018). *How is Sugar Made?*. Retrieved from https://sugar.org/sugar-making-process/

[4] White, J.S. (2008). Straight talk about high-fructose corn syrup: what it is and what it ain't. *American Journal of Clinical Nutrition*, 88(6), 1716S-1721S.

[5] Greenwood, D.C., et al. (2014). Association between sugar-sweetened and artificially sweetened soft drinks and type 2 diabetes: systematic review and dose-response meta-analysis of prospective studies. *Journal of British Medical Journal*, 351(h3576).

[6] Malik, V.S., Popkin, B.M., Bray, G.A., Després, J.P., Willett, W.C., & Hu, F.B. (2010). Sugar sweetened beverages and risk of metabolic syndrome and type 2 diabetes: a meta-analysis. *Diabetes Care*, 33(11), 2477-2483.

[7] Lustig, R.H., Schmidt, L.A., & Brindis, C.D. (2012). The toxic truth about sugar. *Nature*, 482(7383), 27-29.

[8] Yang, Q., Zhang, Z., Gregg, E.W., Flanders, W.D., Merritt, R., & Hu, F.B. (2014). Added sugar intake and cardiovascular diseases mortality among US adults. *JAMA Internal Medicine*, 174(4), 516-524.

[9] Knüppel, A., Shipley, M.J., Llewellyn, C.H., & Brunner, E.J. (2017). Sugar intake from sweet food and beverages, common mental disorder and depression: prospective findings from the Whitehall II study. *Scientific Reports*, 7(1), 6287.

Fruktose: Natürlich versus industriell - Unterschiede und Risiken

Fruktose, auch als Fruchtzucker bekannt, spielt eine zentrale Rolle in der Diskussion um Zucker und seine gesundheitlichen Auswirkungen. Natürlich vorkommend in vielen Früchten und Gemüsesorten, hat Fruktose aufgrund ihrer Süße und natürlichen Herkunft lange Zeit einen gesunden Ruf genossen. Doch dieser Ruf wird zunehmend kritisch betrachtet, insbesondere wenn man zwischen natürlicher und industriell hergestellter Fruktose unterscheidet. Dieser Abschnitt beleuchtet die Unterschiede und Risiken beider Formen.

Die natürlich vorkommende Fruktose in Obst und Gemüse ist in eine komplexe Matrix aus Ballaststoffen, Vitaminen, Mineralien und anderen Phytochemikalien eingebettet. Diese Nahrungsmatrix verlangsamt die Aufnahme von Zucker und sorgt für eine gleichmäßige Energiezufuhr. Beispielsweise enthält ein Apfel nicht nur Fruktose, sondern auch Pektin, ein Ballaststoff, der die Verdauung verlangsamt und für ein Sättigungsgefühl sorgt. Laut einer Studie der Harvard T.H. Chan School of Public Health, führt der

Verzehr von ganzen Früchten aufgrund der enthaltenen Ballaststoffe und Nährstoffe kaum zu den gleichen gesundheitlichen Problemen wie ihre raffinierte Form.

Im Gegensatz dazu steht die industriell hergestellte Fruktose, die in Form von hochfruktosehaltigem Maissirup (HFCS) und anderen Süßungsmitteln in einer Vielzahl von verarbeiteten Lebensmitteln und Getränken zu finden ist. Diese Form der Fruktose wird häufig in einer hochkonzentrierten und isolierten Form konsumiert, ohne die begleitenden Ballaststoffe und Nährstoffe, die in natürlichen Quellen gefunden werden. Der Unterschied in der Struktur und Verabreichung kann erhebliche gesundheitliche Unterschiede bewirken.

Die gesundheitlichen Risiken von industriell hergestellter Fruktose sind gut dokumentiert. Ein wesentlicher Unterschied besteht darin, dass Fruktose im Gegensatz zu Glukose hauptsächlich in der Leber verstoffwechselt wird. Bei übermäßigem Konsum, wie er häufig bei stark gesüßten Getränken und verarbeiteten Lebensmitteln vorkommt, wird die Leber überfordert, was zu einer vermehrten Produktion von Fett führt. Dies kann zur Entwicklung einer nicht-alkoholischen Fettlebererkrankung (NAFLD) beitragen, eine Erkrankung, die laut der American Liver Foundation stark im Zunehmen begriffen ist.

HFCS ist besonders problematisch, da es oft zusammen mit anderen Stoffen wie Glukose konsumiert wird, was die schädlichen Effekte verstärken kann. Eine von der Mayo Clinic veröffentlichte Studie zeigt, dass der hohe Fruktosekonsum mit einer Insulinresistenz, einer Vorstufe von Typ-2-Diabetes, korreliert. Der übermäßige Konsum von HFCS steht auch im Verdacht, zu einer verstärkten Fettspeicherung im Bauchraum beizutragen, einem bekannten Risikofaktor für Herz-Kreislauf-Erkrankungen.

Ein weiterer Aspekt, der bedenklich ist, betrifft die Auswirkung von Fruktose auf das Sättigungssignal im Körper. Während Glukose zu einer Freisetzung von Insulin führt, die das Sättigungsgefühl fördert, hat Fruktose eine deutlich geringere Wirkung auf die Insulinproduktion. Dies kann dazu führen, dass Menschen, die hohe Mengen an Fruktose konsumieren, weniger Sättigungsgefühle verspüren und somit tendenziell mehr Kalorien aufnehmen. Dies wurde auch in einer Studie der Yale University bestätigt, die feststellte, dass der Konsum von Fruktose-haltigen Getränken das Hungerhormon Ghrelin nicht unterdrückt, was den Appetit verstärkt.

Die Herausforderungen im Umgang mit Fruktose liegen nicht nur in ihrer Natur als Zucker, sondern auch in den sozioökonomischen und gesundheitspolitischen Aspekte. Die weit verbreiteten Einsatzfelder von HFCS in der Lebensmittelindustrie, vor allem aufgrund seiner geringeren Produktionskosten im Vergleich zu Zucker, machen es zu einem allgegenwärtigen Bestandteil unserer Ernährung. So hat eine Untersuchung des United States Department of Agriculture (USDA) gezeigt, dass der durchschnittliche Fruktosekonsum in den USA von 1970 bis 2000 um mehr als 30% gestiegen ist.

Es ist wichtig, dass wir ein umfassendes Verständnis für die Unterschiede zwischen natürlicher und industrieller Fruktose entwickeln. Während Früchte in Maßen genossen werden können und Teil einer gesunden Ernährung sind, sollten industriell hergestellte Fruktosequellen, die häufig in zuckerhaltigen Getränken und verarbeiteten Lebensmitteln verborgen sind, mit Vorsicht genossen werden. Der Schlüssel zur Minimierung der mit Fruktose verbundenen Gesundheitsrisiken liegt in einer ausgewogenen Ernährung und in der Vermeidung von stark verarbeiteten Lebensmitteln.

Alternative Zuckerarten: Hype oder gesündere Optionen?

Über viele Jahre hinweg galt der Verzehr von Zucker als Hauptursache für zahlreiche gesundheitliche Probleme, darunter Fettleibigkeit, Diabetes und Herzkrankheiten. Während raffinierter Zucker immer wieder ins Kreuzfeuer der Kritik gerät, tauchen alternative Zuckerarten als vermeintlich gesündere Optionen auf. Doch sind diese Alternativen wirklich so harmlos, wie sie dargestellt werden, oder handelt es sich eher um einen Hype? Dieses Unterkapitel beleuchtet die Vor- und Nachteile einiger populärer alternativer Zuckerarten und bietet einen faktenbasierten Einblick, der Ihnen hilft, fundierte Entscheidungen zu treffen.

Stevia ist eine der bekanntesten Alternativen zum raffinierten Zucker. Gewonnen aus den Blättern der südamerikanischen Pflanze Stevia rebaudiana, sind Steviolglycoside bis zu 300 Mal süßer als herkömmlicher Zucker, enthalten dabei jedoch keine Kalorien. Studien, wie jene veröffentlicht im Journal of Medicinal Food, haben gezeigt, dass Stevia den Blutzuckerspiegel nicht beeinflusst und somit eine attraktive Option für Diabetiker darstellt (Geuns, J.M., 2010). Allerdings wurde auch angemerkt, dass der starke

Süßstoffgeschmack von einigen als unangenehm empfunden wird, was die allgemeine Akzeptanz beeinträchtigen kann.

Kokosblütenzucker erfreut sich in den letzten Jahren wachsender Beliebtheit. Er wird aus dem Nektar der Kokospalme gewonnen und enthält einige Mineralien wie Kalium, Zink und Eisen. Ein weiterer Vorteil von Kokosblütenzucker ist sein niedriger glykämischer Index von etwa 35, was bedeutet, dass er den Blutzuckerspiegel langsamer ansteigen lässt als raffinierter Zucker. Jedoch warnt die American Diabetes Association, dass die Kalorien- und Kohlenhydratmenge von Kokosblütenzucker ähnlich hoch ist wie die von herkömmlichem Zucker, wodurch Überkonsum ähnliche gesundheitliche Risiken mit sich bringen kann (ADA, 2014).

Agavendicksaft ist eine weitere zuckerähnliche Option, die häufig als gesündere Alternative angesehen wird. Er wird aus dem Saft der Agave-Pflanze hergestellt und besteht überwiegend aus Fruktose. Während Agavendicksaft einen niedrigen glykämischen Index hat, ist die hohe Fruktosekonzentration problematisch. Eine von der American Journal of Clinical Nutrition veröffentlichte Studie zeigt, dass ein hoher Fruktosekonsum mit einer Insulinresistenz und einer erhöhten Speicherung von viszeralem Fett verbunden ist (Stanhope, K.L., et al., 2009), was das Risiko für Typ-2-Diabetes und Herzkrankheiten erhöhen kann.

Xylit (Birkenzucker) und **Erythrit** sind Zuckeralkohole, die als zuckerfreie Süßstoffe Verwendung finden. Sie sind in gleicher Weise süß wie herkömmlicher Zucker, haben aber weniger Kalorien pro Gramm. Untersuchungen im Journal of Dental Research belegen, dass Xylit die Zahnmineralisation fördern und die Bildung von Zahnkaries reduzieren kann (Makinen, K.K., 1974). Erythrit hingegen wird oft besser vertragen und hat nahezu keine Kalorien. Beide Süßstoffe können allerdings in großen Mengen abführend wirken und Verdauungsprobleme verursachen.

Zusammengefasst bieten alternative Zuckerarten sowohl Potenziale als auch Herausforderungen. Obwohl sie einige gesundheitliche Vorteile gegenüber raffiniertem Zucker haben, sollte man sie dennoch mit Vorsicht und in Maßen genießen. Vergessen Sie nicht, stets die gesamte Ernährungsweise und nicht nur einzelne Zutaten im Blick zu behalten, um eine ausgewogene und gesunde Ernährung sicherzustellen. Letztlich unterstreichen diese Alternativen die Wichtigkeit, die Aufnahme von Süßstoffen insgesamt zu minimieren, um langfristige Gesundheit zu gewährleisten.

Die Verlockung zu alternativen Zuckerarten mag groß sein, doch hinter jedem vermeintlich gesünderen Ersatz stecken ebenfalls komplexe chemische Strukturen und gesundheitliche Auswirkungen, die nicht unterschätzt werden sollten. Informierte Entscheidungen und ein kritisches Auge auf marketinggesteuerte Hypes bleiben essentiell, um tatsächlich einen gesünderen Lebensstil zu kultivieren.

Stoffwechsel und Zucker: Wie unser Körper Zucker verarbeitet

Der Weg des Zuckers durch den Körper: Aufnahme, Verarbeitung und Speicherung

Zucker ist in der heutigen Ernährung allgegenwärtig und seine Auswirkungen auf den Körper sind tiefgreifend. Um zu verstehen, wie Zucker unsere Gesundheit beeinflusst, ist es grundlegend zu wissen, wie unser Körper Zucker aufnimmt, verarbeitet und speichert. Diese Prozesse spielen sich auf mehreren Ebenen ab und sind entscheidend für unser allgemeines Wohlbefinden.

Aufnahme von Zucker: Der Beginn der Reise

Die Reise des Zuckers durch den Körper beginnt im Mund. Sobald Zucker mit Speichel in Kontakt kommt, beginnt ein Enzym namens Amylase, die Kohlenhydrate im Zucker in einfachere Zuckerformen wie Maltose zu zerlegen. Diese ersten Schritte der Verdauung setzen sich im Magen fort, jedoch findet die Hauptaufnahme des Zuckers im Dünndarm statt.

Im Dünndarm sorgen verschiedene Enzyme dafür, dass komplexe Kohlenhydrate in Glukose, Fruktose und Galaktose gespalten werden. Diese einfachen Zucker werden dann durch die Darmwand absorbiert und gelangen in den Blutkreislauf. Der Transport der absorbierten Zucker aus dem Dünndarm in die Blutbahn erfolgt primär über spezialisierte Transporter-Proteine, die den Zucker aktiv in die Zellen der Dünndarmwand befördern.

Verarbeitung im Körper: Der Zucker im Blut

Sobald der Zucker im Blutkreislauf ist, erhöht sich der Blutzuckerspiegel. Ein erhöhter Blutzuckerspiegel ist das Signal für die Bauchspeicheldrüse, Insulin freizusetzen. Dieses Hormon spielt eine zentrale Rolle in der Regulation des Blutzuckerspiegels. Insulin ermöglicht es den Zellen im Körper, Glukose aus dem Blut aufzunehmen und zu nutzen.

In Muskel- und Leberzellen wird die aufgenommene Glukose entweder sofort zur Energiegewinnung genutzt oder als Glykogen gespeichert. Glykogen ist eine polysaccharidische Speicherform von Glukose und dient als Energiereserve. Dieser Prozess ist effizient und erlaubt es dem Körper, einen stabilen Blutzuckerspiegel aufrechtzuerhalten.

Speicherung von Zucker: Energiespeicher und Fettbildung

In Zeiten von energieintensiven Tätigkeiten, wie dem Training oder harter körperlicher Arbeit, wird das gespeicherte Glykogen aus den Muskel- und Leberzellen wieder in Glukose umgewandelt und zur Energiebereitstellung verwendet. Dies ermöglicht eine schnelle Bereitstellung von Energie, wenn sie am meisten benötigt wird.

Doch was passiert, wenn mehr Zucker aufgenommen wird, als der Körper sofort verwenden oder als Glykogen speichern kann? Der Überschuss an Zucker wird in Fett umgewandelt und in Fettzellen gespeichert. Dieser Prozess wird durch Insulin gefördert und ist ein Schutzmechanismus, der sicherstellt, dass überschüssige Energie für zukünftige Verwendungen gespeichert wird. Dies hat jedoch auch eine Kehrseite: ein chronisch erhöhter Zucker- und Insulinspiegel kann zur Entstehung von Übergewicht und Fettleibigkeit beitragen.

Die Rolle des Glykogenspeichers

Ein gesunder Erwachsener hat eine Glykogen-Speicherkapazität von etwa 100 Gramm in der Leber und 400 Gramm in den Muskeln. Diese Speicher können variieren, je nach körperlicher Aktivität und Ernährungsgewohnheiten.

Sportler und körperlich aktive Menschen können oft mehr Glykogen speichern als inaktive Personen.

Manchmal wird diskutiert, wie Glykogenspeicher zur kurzfristigen Erhöhung der Leistungsfähigkeit genutzt werden können, insbesondere bei Ausdauersportarten. Strategien wie das "Carb-Loading" zielen darauf ab, die Glykogenspeicher vor sportlichen Aktivitäten zu maximieren, um die Ausdauerleistung zu verbessern.

Fazit: Der Balanceakt des Zuckers im Körper

Der Körper betreibt eine ständige Balance aus der Aufnahme, Verarbeitung und Speicherung von Zucker, um eine stabile Energieversorgung sicherzustellen, ohne die Homöostase, das innere Gleichgewicht, zu stören. Dieses komplexe System zeigt, wie wichtig es ist, die Zuckerzufuhr zu überwachen und bewusst zu konsumieren. Ein Ungleichgewicht kann nicht nur kurzfristige Effekte wie Energietiefs und Heißhunger verursachen, sondern langfristig gesundheitliche Probleme wie Fettleibigkeit, Insulinresistenz und chronische Erkrankungen begünstigen.

Das Verständnis des Weges des Zuckers durch den Körper kann dabei helfen, bewusste Entscheidungen zu treffen und einen gesunden Lebensstil zu fördern. Das Wissen über diese physiologischen Prozesse unterstreicht auch die Bedeutung einer ausgewogenen Ernährung und regelmäßiger körperlicher Aktivität.

Quellen:

- Murray, R. K., Granner, D. K., & Rodwell, V. W. (2003). *Biochemistry* (25th Edition). McGraw-Hill Medical.
- Taubes, G. (2011). *Why We Get Fat: And What to Do About It*. Knopf.
- Lustig, R. H. (2012). *Fat Chance: Beating the Odds Against Sugar, Processed Food, Obesity, and Disease*. Hudson Street Press.

Die Rolle von Insulin: Wie das Hormon den Zuckerhaushalt reguliert

Die Rolle von Insulin im menschlichen Körper ist von zentraler Bedeutung für die Regulation des Zuckerhaushaltes und somit für unser allgemeines Wohlbefinden. Insulin ist ein Hormon, das von den Betazellen der Bauchspeicheldrüse produziert wird. Es spielt eine kritische Rolle bei der Kontrolle des Blutzuckerspiegels, indem es hilft, Glukose aus dem Blut in die Zellen zu transportieren, wo sie entweder sofort zur Energiegewinnung genutzt oder als Glykogen und Fette gespeichert wird.

Nach einer kohlenhydratreichen Mahlzeit steigt der Blutzuckerspiegel an. Diese Erhöhung dient als Signal für die Betazellen, Insulin in den Blutkreislauf freizusetzen. Insulin agiert dann wie ein Türöffner, der den Zellen Zugang zur Glukose ermöglicht. Ohne Insulin bleibt die Glukose im Blutkreislauf, was zu einem dauerhaft erhöhten Blutzuckerspiegel führen kann - ein Zustand, der langfristig schädliche Folgen nach sich ziehen kann.

Laut einer Studie veröffentlicht im *New England Journal of Medicine* (2014), ist die Insulinrezeptorfunktion von entscheidender Bedeutung für die effiziente Glukoseverwertung in den Körperzellen. Dabei werden Insulinrezeptoren, die sich auf der Zelloberfläche befinden, aktiviert und signalisieren den Zellen, Glukose aufzunehmen. Dieser Prozess ist besonders wichtig für Muskel- und Fettzellen, die wesentliche Speicherorte für Glukose darstellen.

Insulin hat ebenfalls die Funktion, überschüssigen Zucker zur Speicherung in der Leber zu senden. Hier wird Glukose zu Glykogen umgewandelt, einer polysaccharidischen Speicherform von Kohlenhydraten, die im Bedarfsfall schnell wieder in Glukose umgewandelt werden kann. Dies ist besonders relevant in Phasen des Fastens oder intensiver körperlicher Aktivität, wo der Körper auf rasch verfügbare Energiequellen angewiesen ist.

Ein weiterer wichtiger Aspekt der Insulinwirkung ist seine Rolle bei der Hemmung der Glukoseproduktion in der Leber. In Zeiten des Überflusses signalisiert Insulin der Leber, die Glukoneogenese herunterzufahren - den Prozess, bei dem die Leber aus Nicht-Kohlenhydrat-Quellen neue Glukose herstellt. Dies verhindert einen gefährlichen Überschuss an Blutzucker und damit verbundene Komplikationen.

Ein interessanter Punkt ist die duale Rolle von Insulin im Fettstoffwechsel. Bei hohen Insulinspiegeln wird die Lipolyse - der Abbau von Fettgewebe zur Freisetzung von Fettsäuren - gehemmt. Gleichzeitig fördert Insulin die Lipogenese, also die Bildung und Einlagerung von Fett. Dies zeigt, wie Insulin nicht nur den Zuckerhaushalt, sondern auch das Körpergewicht und den Fettstoffwechsel direkt beeinflusst. Eine Studie im *Journal of Clinical Investigation* (2010) beschreibt, dass hochinsulinämische Zustände, häufig durch chronisch hohen Zuckerkonsum verursacht, zur Ansammlung von Fettgewebe und dadurch zur Entstehung von Übergewicht beitragen können.

Die genaue Regulation der Insulinfreisetzung und -wirkung ist ein äußerst fein abgestimmter Prozess. Eine gestörte Insulinaktivität kann weitreichende Konsequenzen haben, einschließlich der Entwicklung von Insulinresistenz und Typ-2-Diabetes. Insulinresistenz ist ein Zustand, in dem die Zellen weniger empfindlich auf Insulin reagieren, was bedeutet, dass höhere Mengen des Hormons benötigt werden, um den gleichen Blutzuckereffekt zu erzielen. Das führt zu einer chronischen Überproduktion von Insulin, was die Bauchspeicheldrüse übermäßig belastet und schlussendlich zur Erschöpfung der Insulinproduktion beiträgt.

Es sollte betont werden, dass neben dem Blutzucker auch andere Faktoren wie körperliche Aktivität, Ernährung und allgemeiner Gesundheitszustand eine Rolle in der Insulinwirkung spielen. Eine ausgewogene Ernährung mit geringer Zuckerzufuhr, regelmäßige körperliche Aktivität und ein gesunder Lebensstil können erheblich dazu beitragen, eine normale Insulinempfindlichkeit zu erhalten und das Risiko metabolischer Störungen zu senken.

Zusammenfassend lässt sich sagen, dass Insulin als zentrales Hormon in der Regulation des Zuckerhaushalts nicht nur für die Verwertung von Glukose, sondern auch für die Speicherung von Energiereserven und die Regulation des

Fettstoffwechsels verantwortlich ist. Ein tiefes Verständnis der Insulinfunktion kann Gesundheitsbewussten helfen, fundierte Entscheidungen bezüglich ihrer Ernährungs- und Lebensgewohnheiten zu treffen, um langfristig ihre Gesundheit zu fördern und Stoffwechselstörungen vorzubeugen.

Stoffwechselstörungen: Von Insulinresistenz bis zu Typ-2-Diabetes

Stoffwechselstörungen, insbesondere Insulinresistenz und Typ-2-Diabetes, zählen zu den bedeutendsten Gesundheitsproblemen unserer Zeit. Sie stehen in direktem Zusammenhang mit dem Konsum von Zucker und anderen raffinierten Kohlenhydraten.

Insulinresistenz: Der schleichende Beginn

Insulinresistenz entwickelt sich oft unbemerkt über viele Jahre hinweg. Bei diesem Zustand wird die Antwort der Körperzellen auf Insulin, ein Hormon, das für die Regulation des Blutzuckerspiegels verantwortlich ist, zunehmend schwächer. Insulin fungiert als Schlüssel, der Zucker

(Glukose) aus dem Blut in die Zellen befördert, wo er zur Energiegewinnung genutzt wird. Wenn die Zellen aufhören, auf Insulin zu reagieren, steigt der Blutzuckerspiegel an.

Ein kontinuierlich hoher Blutzuckerspiegel zwingt die Bauchspeicheldrüse, mehr Insulin zu produzieren, um den Zucker in die Zellen zu befördern. Langfristig erschöpft sich die Fähigkeit der Bauchspeicheldrüse, ausreichende Mengen Insulin zu produzieren. Dies führt zu chronisch hohen Blutzuckerspiegeln und weiteren Gesundheitsproblemen.

Die Rolle der Ernährung

Einer der Hauptauslöser für Insulinresistenz ist eine Ernährung, die reich an Zucker und verarbeiteten Kohlenhydraten ist. Untersuchungen haben gezeigt, dass übermäßiger Konsum von Fruktose, einer Art Zucker, besonders schädlich ist. Eine Studie, veröffentlicht in dem „Journal of Clinical Investigation" von Stanhope et al. (2009), zeigt, dass selbst kurzfristig hoher Fruktosekonsum das Risiko der Entwicklung von Insulinresistenz und Fettstoffwechselstörungen erhöht.

Auch die Kalorienmenge und die Art der konsumierten Kohlenhydrate spielen eine Rolle. Eine hohe Aufnahme von gesättigten Fetten und eine geringe Ballaststoffzufuhr können ebenfalls zur Entwicklung von Insulinresistenz beitragen.

Vom Prädiabetes zu Typ-2-Diabetes

Insulinresistenz ist oft die Vorstufe zu Prädiabetes und schließlich zu Typ-2-Diabetes. Prädiabetes ist gekennzeichnet durch leicht erhöhte Blutzuckerwerte, die jedoch noch nicht hoch genug sind, um als Diabetes diagnostiziert zu werden. Ohne angemessene Intervention entwickeln viele Menschen mit Prädiabetes innerhalb von fünf Jahren Typ-2-Diabetes.

Typ-2-Diabetes ist eine chronische Erkrankung, bei der der Körper entweder nicht genügend Insulin produziert oder die Zellen unempfindlich gegenüber Insulin bleiben. Dies führt zu dauerhaft erhöhten Blutzuckerspiegeln und kann ernsthafte gesundheitliche Komplikationen verursachen, darunter Herz-Kreislauf-Erkrankungen, Nierenschäden, Augenerkrankungen und Nervenschäden.

Die Bedeutung einer frühzeitigen Diagnose

Eine frühzeitige Diagnose von Insulinresistenz und Prädiabetes ist entscheidend, um das Fortschreiten zu Typ-2-Diabetes zu verhindern. Regelmäßige Blutzuckertests können helfen, Veränderungen im Zuckerstoffwechsel frühzeitig zu erkennen. Ein einfacher Blutzuckertest, wie der orale Glukosetoleranztest (OGTT) oder der Hämoglobin-A1c-Test, kann wertvolle Informationen über den langfristigen Blutzuckerspiegel liefern.

Lebensstiländerungen als Prävention und Therapie

Die Veränderung des Lebensstils ist einer der wirksamsten Wege, Insulinresistenz zu verhindern und zu behandeln. Eine ausgewogene Ernährung, regelmäßige Bewegung und Gewichtskontrolle spielen dabei eine zentrale Rolle. Die American Diabetes Association empfiehlt, die Aufnahme von Zucker und verarbeiteten Kohlenhydraten zu reduzieren und stattdessen auf ballaststoffreiche Vollwertkost wie Gemüse, Obst, Vollkornprodukte und gesunde Fette zurückzugreifen.

Regelmäßige körperliche Aktivität verbessert die Insulinempfindlichkeit und hilft dem Körper, Zucker effektiver zu verwerten. Bereits moderate Bewegung, wie zügiges Gehen für 30 Minuten am Tag, kann signifikante Verbesserungen bewirken.

Medikamentöse Behandlung

In einigen Fällen kann eine medikamentöse Behandlung notwendig sein, um Insulinresistenz und Typ-2-Diabetes zu kontrollieren. Metformin ist eines der häufigsten Medikamente, das die Leber daran hindert, zu viel Glukose ins Blut abzugeben und die Empfindlichkeit der Muskeln und anderer Gewebe gegenüber Insulin erhöht.

Ein frühzeitiges Eingreifen und ein bewusster Umgang mit der eigenen Ernährung und dem Lebensstil können dazu beitragen, Stoffwechselstörungen wie Insulinresistenz und Typ-2-Diabetes erfolgreich zu verhindern oder zu managen. Der Weg zu einem gesunderen Zuckerstoffwechsel beginnt mit kleinen, aber konsistenten täglichen Veränderungen.

Der Teufelskreis: Zuckerabhängigkeit und ihre Mechanismen

Biochemische Grundlagen der Zuckerabhängigkeit: Wie Zucker das Gehirn beeinflusst

Zucker ist mehr als nur ein Genussmittel; er spielt eine zentrale Rolle im Belohnungssystem unseres Gehirns. Veranschaulichen wir das komplexe Zusammenspiel von biochemischen Prozessen, die Zucker zu einer so mächtigen Substanz machen, die in der Lage ist, unser Verhalten und Wohlbefinden zu beeinflussen. Verständnis dieser Mechanismen ist der Schlüssel, um dem Teufelskreis der Zuckerabhängigkeit zu entkommen.

Unser Gehirn reagiert auf Zucker ähnlich wie auf andere süchtig machende Substanzen, wie Alkohol oder Drogen. Dies geschieht über das Belohnungssystem, auch bekannt als das mesolimbische Dopamin-System, welches entscheidend für unser Lustempfinden und emotionale Regulation ist. Wenn wir Zucker konsumieren, setzt das Gehirn eine Chemikalie namens Dopamin frei, die uns ein Gefühl des

Wohlbefindens vermittelt. Dopamin funktioniert dabei als Neurotransmitter, der Signale zwischen Nervenzellen überträgt. Die Freisetzung von Dopamin bei Zuckeraufnahme wurde in zahlreichen Studien beobachtet (Volkow N.D., et al. 2010, "Addiction: A Disease of Compulsion and Drive").

In der Tat findet eine biochemische Kaskade statt, wenn Zucker consumiert wird. Zunächst wird der Zucker im Mund aufgebrochen und gelangt schnell in den Blutkreislauf. Dies löst eine Freisetzung von Insulin aus der Bauchspeicheldrüse aus, um die Glukose aus dem Blut in die Zellen zu transportieren. Der plötzliche Anstieg des Blutzuckerspiegels führt jedoch auch zu einem plötzlichen Anstieg von Dopaminfreisetzung im Nucleus accumbens, einem zentralen Bereich des Gehirns für Belohnung und Verstärkung. Dies erzeugt das besagte Wohlgefühl, das kurzfristig sehr angenehm ist (Wang G.J., et al. 2009, "The Role of Reward Circuits in Obesity").

Mit der Zeit kann der wiederholte Konsum von Zucker zu einer Toleranzentwicklung führen. Das bedeutet, dass das Gehirn immer größere Mengen an Zucker benötigt, um das gleiche Niveau an Dopaminfreisetzung und somit das gleiche Wohlgefühl zu erreichen. Diese Anpassung des Gehirns gegenüber ständigem Zuckerreiz kann erhebliche Folgen haben. Wenn die Dopaminrezeptoren im Gehirn überstimuliert werden, verringert das Gehirn deren Zahl, um ein Gleichgewicht wiederherzustellen. Dies führt dazu, dass wir weniger empfindlich auf Dopamin reagieren und mehr Zucker benötigen, um dasselbe gute Gefühl zu erleben.

Zusätzlich beeinflusst Zucker andere Hormone und Neurotransmitter im Gehirn, wie Serotonin und Endorphine, die ebenfalls zur Regulation unseres Gefühlszustands beitragen. Zucker erzeugt eine schnelle Freisetzung von Serotonin, das oft als „Wohlfühl-Neurotransmitter" bezeichnet wird. Die temporäre Erhöhung von Serotonin kann dazu führen, dass sich Menschen entspannter und glücklicher fühlen. Doch dieser Effekt ist oft von kurzer Dauer und kann nach Abklingen zu einem „Zuckerabsturz" oder einer Stimmungsschwankung führen, was das Bedürfnis nach mehr Zucker auslöst (Brewer J.A., Potenza M.N., 2008, "The Neurobiological Mechanisms of Addictive Behaviors").

Ein weiteres Schlüsselmolekül in diesem Zusammenhang ist der sogenannte Hypocretin, ein Neurotransmitter, der den Belohnungskreislauf und den Appetit steuert. Studien haben gezeigt, dass Zucker den Hypocretin-Level im Gehirn beeinflussen kann, was zu vermehrtem Essverlangen und einer stärkeren Bevorzugung süßer Lebensmittel führt

(Cason A.M., Aston-Jones G., 2013, "Role of Orexin/Hypocretin in Conditioned Cued Recall").

Dies führt uns zu der Erkenntnis, dass Zucker nicht nur ein einfaches Nahrungsmittel ist, sondern tief in die neurologischen Prozesse eingreift, die unser Verhalten steuern. Diese biochemischen Grundlagen der Zuckerabhängigkeit verdeutlichen, warum viele Menschen Schwierigkeiten haben, ihren Zuckerkonsum zu reduzieren, selbst wenn sie die gesundheitlichen Risiken kennen. Der Weg aus dieser Abhängigkeit beginnt mit dem Verständnis dieser Mechanismen und der bewussten Entscheidung, gegen sie anzukämpfen.

Mithilfe einer ausgewogenen Ernährung, regelmäßiger körperlicher Betätigung und Stressmanagementstrategien kann es gelingen, den übermäßigen Zuckerkonsum zu reduzieren und das Belohnungssystem des Gehirns neu zu kalibrieren. Dabei ist es wichtig, schmackhafte und gesunde Alternativen zu finden, um den Übergang zu erleichtern und langfristig aufrechterhalten zu können.

Emotionale und psychologische Aspekte der Zuckerabhängigkeit

Die Korrelation zwischen Emotionen, psychologischen Faktoren und Zuckerabhängigkeit lässt sich nicht übersehen. Ein tiefer Einblick in die psychologischen Dimensionen zeigt auf, dass Zucker weit mehr als nur ein einfacher Bestandteil unserer Ernährung ist. Zucker hat sich tief in unser emotionales und soziales Gefüge eingewoben und fungiert oft als emotionaler Trostspender, Stressabbauinstrument oder Belohnungssystem.

Zucker als Bewältigungsmechanismus

Viele Menschen greifen in Stresssituationen oder bei emotionaler Belastung zu zuckerhaltigen Lebensmitteln. Diese sogenannte stressinduzierte Hyperphagie ist keine Seltenheit. Laut einer Studie des Instituts für Ernährungspsychologie der Universität Göttingen, essen 76 % der Befragten bei emotionalem Stress mehr Süßigkeiten ("Stress, emotions, and eating behavior," Health Psychology, 2014). Zucker stimuliert die Freisetzung von Endorphinen, körpereigenen Wohlfühlhormonen, die uns ein kurzfristiges Gefühl der Zufriedenheit und des Glücks vermitteln. Dies kann jedoch schnell in einen Teufelskreis führen, bei dem der Griff zu

Süßem zur Bewältigungsstrategie für nahezu jede stressige oder unangenehme Situation wird.

Belohnung und positive Verstärkung

Von Kindheit an lernen wir, dass Zucker eine Belohnung darstellt. Diese Assoziationen sind tief in unserem Bewusstsein verankert und werden durch gesellschaftliche Rituale und Traditionen ständig verstärkt - sei es die Geburtstagstorte, das Eis nach einem erfolgreichen Tag oder die Schokolade als Trostpflaster. Laut der Psychologin Dr. Ashley Gearhardt von der University of Michigan basiert diese Assoziation auf dem Prinzip der operanten Konditionierung, bei dem Zucker als positiver Verstärker wirkt und das Belohnungssystem im Gehirn aktiviert ("The Role of Obesity and Food Reward on Eating Behavior," Psychological Research, 2012).

Soziale Normen und Gruppendruck

Soziale Einflüsse spielen ebenfalls eine bedeutsame Rolle in der Zuckerabhängigkeit. Bei sozialen Zusammenkünften wie Familienfeiern, Firmenfeiern oder gesellschaftlichen Veranstaltungen sind zuckerhaltige Speisen und Getränke oft integraler Bestandteil. Das Gefühl der Zugehörigkeit und Akzeptanz kann stark dazu beitragen, dass Menschen in solchen Situationen eher zu zuckerhaltigen Nahrungsmitteln greifen, auch wenn sie dies normalerweise vermeiden würden. Eine Studie der University of Birmingham zeigt auf, dass Menschen, die unter sozialem Druck stehen, signifikant mehr Zucker konsumieren ("Social facilitation of eating: A review," Appetite, 2014).

Psychische Gesundheit und Zuckerabhängigkeit

Depressionen, Angstzustände und andere psychische Erkrankungen sind eng mit ungesundem Essverhalten verbunden, einschließlich übermäßigem Zuckerkonsum. Zucker kann kurzfristig die Stimmung heben, aber langfristig zu einem Anstieg depressiver Symptome führen. Die American Heart Association benennt Zucker als einen Risikofaktor für Depressionen und andere psychische Erkrankungen ("Sugar and mental health: Q&A with Dr. Campos," American Heart Association, 2018). Dies liegt daran, dass der Blutzuckerspiegel nach dem Konsum von Zucker rapide ansteigt und ebenso schnell wieder abfällt, was zu Stimmungsschwankungen und einem erhöhten Risiko für Depressionen führen kann.

Die Rolle der Erziehung und frühkindlichen Prägung

Die Prägung durch Eltern und Erzieher trägt ebenfalls zur Zuckerabhängigkeit bei. Wenn Kindern von klein auf beibringt wird, dass Süßigkeiten eine Belohnung oder eine

Möglichkeit sind, sich besser zu fühlen, verinnerlichen sie diese Botschaften und tragen sie ins Erwachsenenalter. Forschungsergebnisse der Yale University School of Medicine betonen, dass frühe Erlebnisse und die Nahrungsmittelpräferenzen der Eltern einen signifikanten Einfluss auf die zukünftigen Essgewohnheiten der Kinder haben ("Parent influence on eating behavior," Pediatrics, 2016).

Zusammengefasst ist die Zuckerabhängigkeit nicht nur eine biochemische Reaktion, sondern ein komplexes Geflecht aus psychologischen, emotionalen und sozialen Faktoren. Ein umfassendes Verständnis dieser Dimensionen ist unerlässlich, um nachhaltige Strategien zur Reduktion des Zuckerkonsums zu entwickeln. Bewältigungsmechanismen durch nicht-essensbezogene Strategien, sozialer Rückhalt und das Reduzieren von Zucker als Belohnungssysteme können effektive Schritte in diesem Prozess sein.

Ernährungsgewohnheiten und deren Rolle in der Aufrechterhaltung der Zuckerabhängigkeit

Die Ernährungsgewohnheiten spielen eine zentrale Rolle bei der Aufrechterhaltung der Zuckerabhängigkeit. Eine Vielzahl von Faktoren beeinflussen, wie wir essen und welchen Lebensmitteln wir den Vorrang geben. Diese Faktoren sind oftmals tief in unserer Kultur, unseren täglichen Routinen und sogar in den Ritualen eingebettet, die unsere sozialen Kontakte strukturieren. Die daraus entstehende Abhängigkeit von Zucker wirkt sich nicht nur auf unsere Gesundheit, sondern auch auf unser allgemeines Wohlbefinden aus.

Ein entscheidender Aspekt der Ernährungsgewohnheiten ist die Verfügbarkeit und das Angebot von Lebensmitteln. In unserer modernen Welt sind zuckerhaltige Produkte allgegenwärtig. Der durchschnittliche Supermarkt verfügt über Hunderte von Produkten, die Zucker in verarbeiteter Form enthalten. Studien zeigen, dass das regelmäßige Konsumieren von Zucker zu einem erhöhten Verlangen nach weiteren süßen Lebensmitteln führen kann (Ashley Gearhardt et al., 2011, "Can Food Be Addictive?" _Obesity Research_).

Ein weiterer Aspekt ist die emotionale und psychologische Komponente, die eng mit unseren Essgewohnheiten verbunden ist. Viele Menschen greifen in Zeiten von Stress, Trauer oder Langeweile zu süßen Snacks. Zuckerhaltige Lebensmittel lösen in unserem Gehirn die Freisetzung von Neurotransmittern wie Dopamin aus, das sogenannte Glückshormon. Dies schafft ein kurzfristiges Gefühl des Wohlbefindens, das uns dazu verleitet, weiterhin Zucker zu konsumieren, um Stress zu bewältigen oder negative Gefühle zu verdrängen. Eine Studie des American Psychological Association stellte fest, dass Stressessende besonders anfällig für Zuckerabhängigkeit sind (J. M. Hetherington, "Stress and Eating Behaviour", _Hormones and Behavior_).

Der soziale Aspekt sollte nicht unterschätzt werden. Zuckerreiche Lebensmittel sind oftmals Bestandteil von gesellschaftlichen Anlässen und Feierlichkeiten. Geburtstagskuchen, Festtagsplätzchen und andere süße Köstlichkeiten sind tief in unseren traditionellen und sozialen Ritualen verankert. Es wird schwer, solchen Angeboten zu widerstehen, ohne dabei das Gefühl zu haben, eine soziale Norm zu brechen oder einen besonderen Moment zu verpassen. Anthropologische Studien belegen, dass festliche Anlässe wie Weihnachten oder Geburtstage eine bedeutende Rolle in der Festigung von Zuckerabhängigkeit spielen (Med

Anthropol. 2013, "Feasting and Fasting in Religious Contexts", _Medical Anthropology Quarterly_).

Zudem beeinflussen auch die familiären Essgewohnheiten die Entwicklung und Aufrechterhaltung der Zuckerabhängigkeit. In vielen Familien wird der Konsum von zuckerhaltigen Lebensmitteln bereits im Kindesalter durch Nachspeisen oder süße Snacks gefördert. Diese frühen Erfahrungen prägen oft das spätere Essverhalten und können eine Abhängigkeit von Zucker verstärken. Zahlreiche Studien weisen darauf hin, dass Kinder, die häufig Zucker konsumieren, dies auch als Erwachsene fortführen (V.R. Contento, "Nutrition Education: Linking Research, Theory, and Practice", _Jones & Bartlett Learning_).

Interessanterweise spielt auch das Bewusstsein über die eigene Ernährung eine bedeutende Rolle. Viele Menschen sind sich der Menge an Zucker, die sie täglich zu sich nehmen, gar nicht bewusst, was es schwer macht, ihren Konsum zu überwachen und zu reduzieren. Eine Untersuchung des National Institute of Health zeigte, dass eine bewusste Auseinandersetzung mit der täglichen Zuckermenge zu einem signifikanten Rückgang des Zuckerkonsums führen kann (NIH, 2016, "Dietary Sugar Intake and Obesity").

Nicht zuletzt wirkt sich auch die wirtschaftliche Zugänglichkeit auf unsere Essgewohnheiten aus. Günstige, hochverarbeitete Lebensmittel, die häufig hohe Mengen an Zucker enthalten, sind für viele Menschen attraktiv, insbesondere wenn das Haushaltsbudget begrenzt ist. Diese Präferenz für günstige, zuckerreiche Optionen kann langfristig nicht nur zu einer Zuckerabhängigkeit, sondern auch zu zahlreichen gesundheitlichen Problemen führen, wie es aus einer Untersuchung des American Public Health Association hervorgeht (APHA, 2018, "The Economics of Food, Farming, and Health").

Insgesamt zeigt sich, dass Ernährungsgewohnheiten eine tief verankerte Rolle in der Aufrechterhaltung der Zuckerabhängigkeit spielen. Diese Gewohnheiten sind komplex und vielfältig und betreffen sowohl individuelle als auch gesellschaftliche Ebenen. Um der Zuckerabhängigkeit wirksam entgegenzuwirken, bedarf es eines Bewusstseinswandels und einer aktiven Auseinandersetzung mit den alltäglichen Essgewohnheiten. Bevor wir jedoch beginnen, unsere Zuckergewohnheiten zu ändern, ist es wichtig, die vielfältigen Mechanismen zu verstehen, die diese Gewohnheiten aufrechterhalten.

Zucker und Gewichtszunahme: Der Einfluss auf Fettleibigkeit und Übergewicht

Die biochemischen Mechanismen: Warum Zucker dick macht

Die biochemischen Prozesse, durch die Zucker zur Gewichtszunahme beiträgt, sind vielfältig und komplex. Um sie vollständig zu verstehen, ist es notwendig, einen genauen Blick darauf zu werfen, wie Zucker im Körper metabolisiert wird und welche hormonellen und molekularen Kaskaden dadurch in Gang gesetzt werden.

Der Hauptakteur in diesem Prozess ist Insulin, ein Hormon, das von der Bauchspeicheldrüse produziert wird. Insulin spielt eine zentrale Rolle bei der Regulierung des Blutzuckerspiegels, indem es den Transport von Glukose aus dem Blut in die Zellen fördert. Dort kann Glukose zur Energiegewinnung oder als Glykogen zur späteren Verwendung gespeichert werden. Ein chronisch erhöhter Zuckerkonsum führt jedoch dazu, dass die Bauchspeicheldrüse ständig hohe Mengen Insulin produziert. Dies kann einerseits zur

Erschöpfung der Insulin-produzierenden Zellen führen und andererseits die Zellen im Körper insulinresistent machen. Diese Insulinresistenz gilt als eine der Hauptursachen für die Entstehung von Adipositas.

Ein weiterer wichtiger Mechanismus ist der Einfluss von Zucker auf die Leber. Ein Großteil des in der Nahrung enthaltenen Zuckers wird in der Leber metabolisiert. Bei übermäßigem Konsum wird die Leber überlastet und beginnt, überschüssige Glukose in Fett umzuwandeln und dieses in den Blutkreislauf abzugeben, was zur Fettspeicherung im gesamten Körper führt. Studien haben gezeigt, dass vor allem der Konsum von Fruktose - eine Zuckerart, die in vielen verarbeiteten Lebensmitteln enthalten ist - besonders schädlich ist. Fruktose wird direkt in der Leber verstoffwechselt und dort in Fett umgewandelt, was zur Entwicklung von Fettleibigkeit und nicht-alkoholischer Fettleber führen kann (source).

Zusätzlich aktiviert Zucker Mechanismen im Gehirn, die den Appetit steigern und das Hungergefühl beeinflussen. Der Konsum von Zucker führt zur Ausschüttung von Dopamin, einem Neurotransmitter, der das Belohnungssystem des Gehirns aktiviert. Dies kann zu einem Teufelskreis führen, in dem der Wunsch nach süßen Lebensmitteln immer weiterwächst und die Kalorienzufuhr kontinuierlich steigt. Besonders problematisch sind dabei Softdrinks und zuckerhaltige Snacks, die schnell konsumiert werden und keinen nachhaltigen Sättigungseffekt haben.

Ein weiterer Punkt, der zur Gewichtszunahme beiträgt, ist die Unterdrückung eines Hormons namens Leptin, das im Körper für das Sättigungsgefühl verantwortlich ist. Studien haben gezeigt, dass ein hoher Zuckerkonsum zu einer verminderten Leptin-Sensitivität führen kann. Dies bedeutet, dass trotz ausreichender Kalorienzufuhr kein Sättigungsgefühl eintritt, was die Gefahr des Überessens erhöht (source).

Abschließend lässt sich festhalten, dass Zucker durch eine Vielzahl biochemischer Mechanismen zur Gewichtszunahme beitragen kann. Vom direkten Einfluss auf den Insulinspiegel über die Umwandlung von Zucker in Fett in der Leber bis hin zur Beeinflussung von Hungergefühl und Sättigung: Zucker hat zahlreiche Wege, über die er zur Fettleibigkeit führen kann. Daher ist es essenziell, den eigenen Zuckerkonsum zu reflektieren und, wo möglich, zu reduzieren, um die gesundheitlichen Risiken zu minimieren.

Insulinresistenz und Fettspeicherung: Die Rolle des Zuckers

Insulinresistenz spielt eine zentrale Rolle bei der Entstehung von Fettleibigkeit und Übergewicht und ist eng mit dem Konsum von Zucker verbunden. Doch um die Verbindung zwischen Zucker, Insulinresistenz und Fettspeicherung vollständig zu verstehen, müssen wir die biochemischen Prozesse betrachten, die durch den Verzehr von Zucker in Gang gesetzt werden.

Wird Zucker - insbesondere in Form von einfachen Kohlenhydraten wie Glukose und Fruktose - konsumiert, steigt der Blutzuckerspiegel schnell an. Der Körper reagiert daraufhin durch die Freisetzung von Insulin, einem Hormon, das von der Bauchspeicheldrüse ausgeschüttet wird, um den Blutzuckerspiegel zu regulieren. Insulin ermöglicht es den Zellen, Glukose aus dem Blutkreislauf aufzunehmen und als Energie zu nutzen oder in Form von Glykogen in der Leber und den Muskeln zu speichern.

Das Problem entsteht, wenn regelmäßig große Mengen Zucker konsumiert werden. Der kontinuierlich hohe

Insulinspiegel führt dazu, dass die Zellen weniger empfindlich auf das Hormon reagieren. Dies wird als Insulinresistenz bezeichnet. Laut einer Studie in „Nature Reviews Endocrinology" „bedeutet Insulinresistenz, dass selbst höhere Mengen von Insulin nicht mehr effektiv sind, um die Glukose in die Zellen zu transportieren, was zu einem erhöhten Blutzuckerspiegel führt" (Samuel, V.T., Shulman, G.I., "Mechanisms for Insulin Resistance: Common Threads and Missing Links", Nature Reviews Endocrinology, 2012).

Ein stetig erhöhter Blutzuckerspiegel kann weitere gesundheitliche Probleme nach sich ziehen, darunter das Risiko für Typ-2-Diabetes und metabolisches Syndrom. Insbesondere führt Insulinresistenz zu einer chronischen Überproduktion von Insulin. Dies hat zur Folge, dass nicht nur die Glukoseaufnahme in die Zellen beeinträchtigt ist, sondern auch die Art und Weise, wie der Körper Fett speichert und verwendet, beeinflusst wird.

Insulin hemmt nämlich den Abbau von Fett (Lipolyse) und fördert gleichzeitig die Fettbildung (Lipogenese). In einer Studie in der Zeitschrift „Diabetes" wurde festgestellt, dass „hohe Insulinspiegel die Fähigkeit des Körpers zur Fettverbrennung vermindern und stattdessen die Speicherung von Fett begünstigen" (Randle P.J., Garland P.B., Hales C.N., Newsholme E.A., "The glucose fatty-acid cycle: its role in insulin sensitivity and the metabolic disturbances of diabetes mellitus", Diabetes, 1963).

Über einen längeren Zeitraum führt diese Insulinresistenz dazu, dass überschüssige Glukose, die nicht in die Zellen gelangt, in der Leber in Fett umgewandelt und im gesamten Körper gespeichert wird. Dies erklärt teilweise, warum der übermäßige Verzehr von Zucker direkt zur Fettleibigkeit beitragen kann, selbst wenn die Kalorienzufuhr insgesamt nicht exorbitant hoch ist.

Fruktose, eine in vielen Haushaltszuckern und Maissirup enthaltene Zuckerart, hat dabei eine besonders problematische Rolle. Schon in moderaten Mengen kann Fruktose die Insulinresistenz fördern und sie wird größtenteils in der Leber metabolisiert, wo sie zur Bildung von Fett beiträgt. Laut Studien im „Journal of Clinical Investigation" stellt man fest, dass „hochfruktosehaltige Ernährung zu einer erhöhten Fettspeicherung und Insulinresistenz führt, die typische Merkmale von metabolischem Syndrom und Fettleber sind" (Stanhope, K.L., Havel, P.J., "Fructose consumption: recent results and their potential implications", The Journal of Clinical Investigation, 2009).

Die gute Nachricht ist, dass Veränderungen des Lebensstils, wie die Reduktion des Zuckerkonsums und eine Steigerung der körperlichen Aktivität, dazu beitragen können, die Insulinempfindlichkeit zu verbessern. Der Verzicht auf süße Softdrinks, zuckerhaltige Snacks und den übermäßigen Konsum von industriell verarbeiteten Lebensmitteln, die versteckte Zuckerquellen enthalten, ist ein wichtiger erster Schritt. Ein stabiles Gewicht erhalten Sie, indem Sie sich auf eine ausgewogene Ernährung mit einem hohen Anteil an Ballaststoffen, Proteinen und gesunden Fetten konzentrieren.

Zusammenfassend lässt sich sagen, dass Zucker nicht nur durch die Kalorien, die er liefert, zur Gewichtszunahme beiträgt, sondern auch durch die Beeinflussung der Hormonregulation des Körpers, insbesondere durch seine Auswirkung auf Insulin und die damit verbundene Fettspeicherung. Indem man sich der schädlichen Effekte von Zucker bewusst wird und Schritte zur Reduktion seines Konsums unternimmt, kann man nicht nur Gewicht verlieren, sondern auch das Risiko für eine Vielzahl von chronischen Krankheiten erheblich senken.

Sukzessive Gewichtszunahme: Wie versteckter Zucker den Überblick erschwert

Versteckter Zucker ist eine der größten Herausforderungen für eine gesunde Ernährung und die Gewichtskontrolle. Die sukzessive Gewichtszunahme, die durch versteckten Zucker begünstigt wird, kann oft unbemerkt bleiben. Dies liegt vor allem daran, dass viele Menschen die Menge an Zucker, die sie täglich konsumieren, unterschätzen oder gar nicht bemerken. Der folgende Abschnitt beleuchtet, wie versteckter Zucker den Überblick erschwert und sukzessive zur Gewichtszunahme beiträgt.

Versteckter Zucker in Lebensmitteln

Versteckter Zucker findet sich in zahlreichen Lebensmitteln, die nicht unbedingt als süß wahrgenommen werden. Brot, Soßen, Salatdressings, Fertiggerichte und selbst "gesunde" Snackprodukte wie Müsliriegel enthalten oft unerwartete Mengen an Zucker. Untersuchungen zeigen, dass bis zu 74% der verarbeiteten Lebensmittel Zucker in irgendeiner Form enthalten (Moss, 2013).

Verschiedene Bezeichnungen wie Glukosesirup, Fruktose, Dextrose, Maltose, Saccharose und viele andere sorgen dafür, dass Zucker in den Zutatenlisten oft nicht sofort erkennbar ist. Diese Zuckerarten haben jedoch ähnliche Auswirkungen auf den Blutzuckerspiegel und können zur Gewichtszunahme beitragen.

Die tückische Wirkung auf den Blutzuckerspiegel

Ein Hauptproblem von verstecktem Zucker ist seine ausgeprägte Wirkung auf den Blutzuckerspiegel. Nach dem Verzehr zuckerhaltiger Lebensmittel steigt der Blutzuckerspiegel schnell an, was eine rasche Insulinreaktion auslöst. Insulin ist ein Hormon, das den Zucker aus dem Blut in die Zellen transportiert, wo er als Energie genutzt oder als Fett gespeichert wird. Ein ständig erhöhter Insulinspiegel kann jedoch zu Insulinresistenz führen, einer Vorstufe von Typ-2-Diabetes und Fettleibigkeit (Lustig, 2009).

Insulinresistenz bedeutet, dass die Zellen weniger empfindlich gegenüber Insulin werden, was zu einem höheren Blutzuckerspiegel führt. Der Körper produziert daraufhin mehr Insulin, um den Zucker in die Zellen zu befördern. Dieser Teufelskreis kann nicht nur zu chronisch erhöhten Insulinspiegeln, sondern auch zu einer stetigen Gewichtszunahme führen.

Kumulativer Effekt versteckter Zucker

Der tägliche Konsum kleiner Mengen versteckten Zuckers summiert sich schnell zu signifikanten Mengen. Beispielsweise kann ein Löffel Ketchup etwa 4 Gramm Zucker enthalten. Ein Glas industriell hergestellter Smoothie kann bis zu 30 Gramm Zucker enthalten. Wenn diese Mengen nicht bewusst wahrgenommen und eingerechnet werden, kann dies leicht zu einem täglichen Zuckerkonsum führen, der weit über den von der Weltgesundheitsorganisation empfohlenen 25 Gramm bzw. sechs Teelöffeln pro Tag liegt.

Studien zeigen, dass Menschen, die regelmäßig zuckerhaltige Getränke zu sich nehmen, tendenziell mehr Kalorien pro Tag konsumieren, ohne dies bewusst wahrzunehmen (Malik et al., 2006). Dies führt im Laufe der Zeit zu einer unbemerkten Gewichtszunahme, da der Körper überschüssige Kalorien als Fett speichert.

Bewusste Nahrungsmittelwahl und Zuckerbewusstsein

Um die Auswirkungen von verstecktem Zucker zu vermeiden, ist es entscheidend, ein Bewusstsein für die Verbreitung von Zucker in alltäglichen Lebensmitteln zu entwickeln. Detaillierte Kenntnis der Zutatenlisten und Nährwertangaben auf Verpackungen ist ein erster Schritt.

Begriffe wie „Maissirup", „Rohrzuckersirup" oder „Agavensirup" weisen auf zusätzliche Zuckerquellen hin, die schlussendlich zur täglichen Gesamtaufnahme beitragen.

Eine bewusste Auswahl frischer, unverarbeiteter Lebensmittel kann ebenfalls helfen, den Konsum von verstecktem Zucker zu minimieren. Selbst kochen und auf verarbeitete Produkte weitgehend zu verzichten, ermöglicht eine bessere Kontrolle über die zugeführten Zuckerarten und -mengen.

Fazit

Versteckter Zucker spielt eine entscheidende Rolle bei der sukzessiven Gewichtszunahme, da er in vielen verarbeiteten Lebensmitteln oft unerkannt bleibt. Seine Auswirkungen auf den Blutzuckerspiegel und die Insulinproduktion machen ihn zu einem bedeutenden Faktor für Fettleibigkeit und metabolische Erkrankungen. Ein kritisches, informiertes Bewusstsein für Zuckergehalte und die bewusste Wahl naturnaher, unverarbeiteter Lebensmittel kann helfen, diese verdeckte Gefahr zu minimieren und eine gesündere Lebensweise zu fördern.

Referenzen:

Moss, M. (2013). "Salt, Sugar, Fat: How the Food Giants Hooked Us." Random House.

Lustig, R. H. (2009). "Fructose: metabolic, hedonic, and societal parallels with ethanol." Journal of the American Dietetic Association, 109(8), 1338-1345.

Malik, V. S., Schulze, M. B., & Hu, F. B. (2006). "Intake of sugar-sweetened beverages and weight gain: a systematic review." The American Journal of Clinical Nutrition, 84(2), 274-288.

Zucker und chronische Krankheiten: Diabetes, Herzerkrankungen und mehr

Der Zusammenhang zwischen Zucker und Typ-2-Diabetes: Risikofaktoren und Prävention

Typ-2-Diabetes ist eine chronische Erkrankung, die sich seit den letzten Jahrzehnten in alarmierendem Maße ausgebreitet hat. Weltweit sind Millionen von Menschen betroffen, was die Notwendigkeit betont, die mit dieser Krankheit verbundenen Risikofaktoren zu verstehen und wirksame Präventionsstrategien zu implementieren. Einer der bedeutendsten Faktoren, der zur Entwicklung von Typ-2-Diabetes beiträgt, ist der übermäßige Konsum von Zucker. In diesem Unterkapitel beleuchten wir, wie Zucker den Weg zu Typ-2-Diabetes ebnet, welche Risikofaktoren zusätzlich ins Spiel kommen und welche präventiven Maßnahmen helfen können, das Risiko zu minimieren.

Zucker und seine Rolle bei der Entwicklung von Typ-2-Diabetes

Zucker, insbesondere in Form schnell absorbierbarer Glukose, führt zu raschen Blutzuckerspitzen. Diese regelmäßigen Spitzen belasten die Bauchspeicheldrüse, da sie ständig Insulin produzieren muss, um den hohen Blutzucker zu regulieren. Im Laufe der Zeit können die Zellen resistent gegenüber Insulin werden - ein Zustand, der als Insulinresistenz bezeichnet wird. Insulinresistenz ist ein Hauptmerkmal von Typ-2-Diabetes.

Zahlreiche Studien haben einen direkten Zusammenhang zwischen hohem Zuckerkonsum und Insulinresistenz gezeigt. Eine bemerkenswerte Studie in der Fachzeitschrift *Journal of Clinical Investigation* hat festgestellt, dass bereits ein kurzer Zeitraum hoher Zuckeraufnahme signifikant zur Insulinresistenz beitragen kann. Diese dauerhafte Inanspruchnahme der Bauchspeicheldrüse überfordert irgendwann die Insulinproduktion, was zur Entstehung von Typ-2-Diabetes führt.

Risikofaktoren für Typ-2-Diabetes

Während Zucker eine bedeutende Rolle spielt, gibt es weitere Risikofaktoren, die die Wahrscheinlichkeit, an Typ-2-Diabetes zu erkranken, erhöhen:

- **Übergewicht und Adipositas:** Übermäßiges

Körpergewicht, insbesondere Bauchfett, ist stark mit Insulinresistenz verknüpft. Fettgewebe kann entzündungsfördernde Substanzen freisetzen, die die Insulinwirkung beeinträchtigen.

- **Körperliche Inaktivität:** Ein Mangel an körperlicher Aktivität reduziert die Fähigkeit der Muskeln, Glukose aus dem Blut aufzunehmen. Regelmäßige Bewegung hilft, die Insulinsensitivität zu verbessern.
- **Genetische Prädisposition:** Familiengeschichte spielt ebenfalls eine Rolle. Menschen mit nahen Verwandten, die an Typ-2-Diabetes leiden, haben ein höheres Risiko.
- **Alter:** Mit zunehmendem Alter steigt das Diabetes-Risiko, da die Funktionen der Bauchspeicheldrüse und die Stoffwechselrate abnehmen.
- **Ernährungsmuster:** Eine Ernährung reich an gesättigten Fetten, raffiniertem Zucker und verarbeitetem Fleisch erhöht das Risiko, während eine ballaststoffreiche, pflanzenbasierte Ernährungsweise schützend wirkt.

Prävention von Typ-2-Diabetes: Wichtige Schritte zur Risikoreduktion

Die Prävention von Typ-2-Diabetes erfordert einen integrierten Ansatz, der Ernährungs-, Lebensstil- und Verhaltensänderungen umfasst:

- **Zuckerreduktion:** Der erste und wichtigste Schritt ist die signifikante Reduktion des Zuckerkonsums. Dies beinhaltet das Vermeiden von gesüßten Getränken, der Verzicht auf zuckergesüßte Snacks und das bewusste Lesen von Nährwertangaben, um versteckten Zucker in verarbeiteten Lebensmitteln zu identifizieren.
- **Gesunde Ernährung:** Eine ausgewogene Ernährung mit einem hohen Anteil an Ballaststoffen, Vollkornprodukten, Obst und Gemüse kann die Insulinsensitivität verbessern und Blutzuckerspitzen vermeiden. Es ist ratsam, gesunde Fette wie Omega-3-Fettsäuren und Proteine in die tägliche Ernährung aufzunehmen.
- **Regelmäßige Bewegung:** Regelmäßiges körperliches Training hilft nicht nur, das Gewicht zu kontrollieren, sondern verbessert auch die Insulinsensitivität der Zellen. Ein Ziel von mindestens 150 Minuten moderater bis intensiver körperlicher Aktivität pro Woche ist empfehlenswert.
- **Gewichtsmanagement:** Selbst eine moderate Gewichtsabnahme, wie etwa 5-10% des Körpergewichts, kann signifikante Vorteile für die Insulinsensitivität und Blutzuckerkontrolle bringen.
- **Regelmäßige Gesundheitskontrollen:** Frühzeitige Erkennung und Überwachung von Blutzuckerwerten

können helfen, prädiabetische Zustände rechtzeitig zu erkennen und Gegenmaßnahmen zu ergreifen.

Abschließend lässt sich sagen, dass Zucker eine bedeutende, aber vermeidbare Gefahr für die Entwicklung von Typ-2-Diabetes darstellt. Durch gezielte Änderungen im Lebensstil und in der Ernährung können nicht nur die Prävalenz von Typ-2-Diabetes gesenkt, sondern auch die Lebensqualität und die allgemeine Gesundheit verbessert werden.

Zucker und kardiovaskuläre Gesundheit: Wie süße Gewohnheiten das Herz belasten

Die kardiovaskuläre Gesundheit wird maßgeblich durch unseren Lebensstil beeinflusst, und ein wesentlicher Bestandteil dieses Lebensstils ist unsere Ernährung. Zucker, insbesondere in hohen Mengen konsumiert, hat erhebliche Auswirkungen auf das Herz-Kreislauf-System und trägt zu verschiedenen Herzkrankheiten bei. In diesem Abschnitt untersuchen wir die Mechanismen, durch die Zucker die kardiovaskuläre Gesundheit belastet und wie unsere süßen Gewohnheiten potenziell lebensbedrohlich werden können.

Ein hoher Zuckerkonsum ist direkt mit der Entstehung von Hypertonie, auch bekannt als Bluthochdruck, verbunden. Forschungen haben gezeigt, dass eine Ernährung reich an Zucker den Blutdruck erhöhen kann, indem sie das Sympathikus-Nervensystem stimuliert und die Natriumretention in den Nieren fördert ("Consumption of added sugars and indicators of cardiovascular disease risk among US adolescents," Yang et al., 2014). Dies führt zu einer übermäßigen Belastung des Herzens und der Blutgefäße, was langfristig zu kardiovaskulären Erkrankungen führen kann.

Wissenschaftliche Studien haben auch einen Zusammenhang zwischen hohem Zuckerkonsum und erhöhter Triglyzeridspiegel festgestellt. Triglyzeride sind eine Art von Fett im Blut, das durch die Aufnahme überschüssiger Kalorien, insbesondere von Zucker, steigt. Ein erhöhter Triglyzeridspiegel kann die Arterienwände verdicken und verhärten, wodurch das Risiko von Schlaganfällen und Herzinfarkten steigt ("Added Sugar Intake and Cardiovascular Diseases Mortality among US Adults," Yang et al., 2014).

Ein weiteres ernstzunehmendes Problem ist die Rolle, die Zucker bei der Förderung der Atherosklerose spielt, einer Erkrankung, bei der sich Plaque in den Arterien ansammelt. Hohe Zuckeraufnahme führt zu erhöhten Insulinspiegeln, die den Prozess der Lipogenese (Fettbildung) fördern und entzündliche Prozesse im Körper verstärken. Diese Entzündungen tragen zur Bildung atherosklerotischer Plaques bei und erhöhen das Risiko für Herzkrankheiten erheblich ("Dietary sugars intake and cardiovascular health: A scientific statement from the American Heart Association," Vos et al., 2017).

Die Forschung hat faszinierende und besorgniserregende Verbindungen zwischen Zucker und Herzinsuffizienz aufgedeckt. Studien zeigen, dass hohe Fruktose-Konzentrationen, wie sie in Maissirup mit hohem Fruktosegehalt auftreten, die Insulinresistenz fördern und die Herzmuskelzellen schädigen können. Dies führt zu einer beeinträchtigten Funktion des Herzens und kann letztendlich zu Herzinsuffizienz führen ("Fructose, insulin resistance, and metabolic dyslipidemia," Stanhope et al., 2009).

Es ist klar ersichtlich, dass der Konsum von Zucker in der modernen Ernährung erhebliche Risiken für die kardiovaskuläre Gesundheit birgt. Die Reduktion von Zucker in der Ernährung ist daher nicht nur vorteilhaft, sondern essenziell für die Prävention von Herz-Kreislauf-Erkrankungen. Durch die Verringerung des Zuckerkonsums können wir Bluthochdruck reduzieren, die Triglyzeridspiegel senken, Arterienentzündungen verringern und die allgemeine

Herzgesundheit verbessern. Die Herausforderung liegt in der Bewusstseinsbildung und der Umsetzung von Ernährungsänderungen, um das süße Gift aus unserem täglichen Leben zu verbannen und eine herzgesunde Zukunft zu sichern.

Eine Ernährungsumstellung erfordert bewusste Entscheidungen und eine Umstrukturierung der Essgewohnheiten. Informationen und Strategien zur Reduktion des Zuckerkonsums finden Sie in den nachfolgenden Kapiteln dieses Buches. Bleiben Sie informiert und engagiert, denn Ihre Herzgesundheit ist es wert.

Entzündungsprozesse und Zucker: Der Einfluss auf chronische Erkrankungen

In den letzten Jahrzehnten hat wissenschaftliche Forschung zunehmend gezeigt, dass Zucker eine entscheidende Rolle bei der Entstehung und Verschärfung von entzündlichen Prozessen im Körper spielt. Diese Entzündungen sind nicht nur natürliche Abwehrreaktionen des Körpers auf Verletzungen und Infektionen, sondern sie können auch eine

Vielzahl chronischer Erkrankungen verschlimmern oder gar auslösen, wenn sie in einem dauerhaft erhöhten Zustand verweilen. Zu diesen Krankheiten gehören unter anderem Diabetes, Herzerkrankungen und verschiedene Autoimmunerkrankungen.

Ein zentraler Mechanismus, durch den Zucker Entzündungen fördert, ist die sogenannte „Glykation". Hierbei handelt es sich um eine nicht-enzymatische Reaktion zwischen Zucker und Proteinen oder Lipiden im Körper, die zu fortschreitenden Störungen in der Zellfunktion führen kann. Die dabei entstehenden Advanced Glycation End Products (AGEs) können das Immunsystem aktivieren und entzündliche Prozesse in Gang setzen. Die Forschung zeigt, dass eine hohe Zuckerkonzentration im Blut zu einer beschleunigten Bildung von AGEs führt und so chronische Entzündungen unterstützt.

Ein weiterer bedeutender Faktor ist der insulinähnliche Wachstumsfaktor 1 (IGF-1). Die Aufnahme hoher Mengen an Zucker führt zu wiederholten Anstiegen des Blutzuckerspiegels, was wiederum eine konstante Insulinproduktion erforderlich macht. Chronisch erhöhte Insulinspiegel können zu einer vermehrten Freisetzung von IGF-1 führen, der entzündliche Prozesse anregt und somit das Risiko für chronische Erkrankungen erhöht.

Studien haben zudem gezeigt, dass Zucker Entzündungsmarker wie C-reaktives Protein (CRP) und Interleukin-6 (IL-6) im Blut steigern kann. Dies wird durch eine erhöhte Durchlässigkeit der Darmschleimhaut erklärt, was zu einer vermehrten Passierung von bakteriellen Toxinen (Endotoxinen) ins Blut führt. Diese Endotoxine treiben die Produktion von Entzündungsmolekülen an und verstärken somit systemische Entzündungen.

Ein besonders erschreckendes Beispiel für die entzündungsfördernde Wirkung von Zucker findet sich im Bereich der Autoimmunerkrankungen. Ernährungswissenschaftler entdecken immer wieder Verbindungen zwischen hohen Zuckerkonsum und Erkrankungen wie rheumatoider Arthritis und multipler Sklerose. Zucker kann das Gleichgewicht der Darmflora verändern und die Darmpermeabilität erhöhen, was zur Freisetzung entzündlicher Zytokine und Antikörperproduktion führt.

Einblicke in die biochemischen Prozesse hinter diesen Phänomenen erhalten wir dank verschiedener Studien. Eine Untersuchung in der Zeitschrift *JAMA Internal Medicine* aus dem Jahr 2014 zeigt, dass Menschen, die 25 % oder mehr ihrer täglichen Kalorien aus Zucker beziehen, ein dreifach erhöhtes Risiko haben, an einer Herzkrankheit zu sterben, verglichen mit Menschen, deren Zuckerkonsum weniger als 10 % der täglichen Kalorien ausmacht. „Der Konsum freien Zuckers, vor allem in Form von zugesetzten Zuckerarten, steht in starkem Zusammenhang mit dem Risiko für chronische Entzündungen und Herz-Kreislauf-Erkrankungen", so Dr. Frank Hu, Professor für Ernährung und Epidemiologie an der Harvard T.H. Chan School of Public Health.

Es ist daher essenziell, dass wir unseren Zuckerkonsum kritisch hinterfragen und entsprechend reduzieren, um Entzündungen in unserem Körper vorzubeugen und langfristig die negativen gesundheitlichen Konsequenzen zu minimieren. Praktische Maßnahmen können eine bewusste Ernährungsumstellung beinhalten, bei der verarbeitete Lebensmittel und zuckerreiche Produkte durch gesunde Alternativen wie Obst, Gemüse, Vollkornprodukte und gesunde Fette ersetzt werden. Ein detailliertes Verständnis der Zuckerarten und ihrer Auswirkung auf unseren Körper ist dabei unerlässlich, um informierte Entscheidungen zu treffen.

Zusammenfassend lässt sich sagen, dass Zucker einen erheblichen Einfluss auf entzündliche Prozesse im Körper hat und somit das Risiko für die Entwicklung und

Verschärfung chronischer Krankheiten erheblich steigert. Durch eine bewusste Reduktion des Zuckerkonsums und entsprechende Lebensstiländerungen können wir unsere gesundheitliche Zukunft nachhaltig positiv beeinflussen.

Zahnmedizinische Auswirkungen: Karies und andere Zahnerkrankungen

Die Rolle von Zucker bei der Entwicklung von Karies

Wenn wir über Zucker und Zahngesundheit sprechen, ist das Thema Karies von zentraler Bedeutung. Karies, oft als Zahnfäule bezeichnet, ist eine der weltweit am weitesten verbreiteten chronischen Krankheiten und resultiert in der Mehrzahl der Fälle aus einem hohen Konsum von Zucker. Aber wie genau trägt Zucker zur Entstehung von Karies bei? Welche biochemischen Prozesse sind involviert und welche Rolle spielen die Bakterien in unserer Mundhöhle? Diese und weitere Fragen werden in diesem Unterkapitel detailliert behandelt.

Wie Zucker Karies verursacht: Der biochemische Mechanismus

Die Entstehung von Karies beginnt, wenn Zucker in unseren Mund gelangt. Essentielle Rolle spielen hier vor allem die Zuckerarten Saccharose, Glukose und Fruktose. Sobald diese Zuckerarten auf unsere Zähne treffen, werden sie von den oralen Bakterien, insbesondere Streptococcus mutans, zu Säuren fermentiert. Diese Bakterien sind natürlicherweise in unserer Mundflora vorhanden und gedeihen besonders gut in einer zuckerreichen Umgebung.

Die dabei entstehenden Säuren senken den pH-Wert in der Mundhöhle und führen zu einer Demineralisierung des Zahnschmelzes, des harten äußeren Schutzmantels unserer Zähne. Dieser Prozess wird als „Demineralisierungsprozess" bezeichnet. Wenn der pH-Wert unter 5,5 sinkt, beginnt der Zahnschmelz, Kalzium und Phosphationen zu verlieren, was zur Entstehung von Mikroläsionen führt. Bleibt dieser Zustand bestehen, schreiten diese Mikroläsionen fort und können letztlich zur Entstehung von Kariöslöchern führen.

Die Rolle von Speichel: Ein Schutzmechanismus

Unser Speichel spielt eine entscheidende Rolle im Schutz vor kariesverursachenden Säuren. Er hat das natürliche Potenzial, den pH-Wert im Mund zu neutralisieren und somit den Prozess der Demineralisierung zu verlangsamen oder sogar umzukehren. Speichel enthält wichtige Puffersubstanzen wie Bikarbonate, die Säuren neutralisieren, sowie Mineralien wie Kalzium und Phosphat, die zur Remineralisierung beitragen. Ein kontinuierlicher Zuckerzufluss übersteigt jedoch oft die Kapazität des Speichels, den pH-Wert effektiv zu neutralisieren, was erklärt, warum ein hoher Zuckerkonsum besonders schädlich ist.

Die Häufigkeit des Zuckerkonsums

Ein oft übersehener Aspekt ist die Frequenz des Zuckerkonsums. Es ist nicht nur die Menge des konsumierten Zuckers, die zählt, sondern auch, wie oft Zucker in den Mund gelangt. Jeder Zuckerexposition folgt ein saurer Angriff, der etwa 20 bis 30 Minuten dauert, bevor der Speichel den pH-Wert wieder normalisiert. Häufige Zuckerzufuhr, etwa durch ständiges Snacken oder das Trinken gezuckerter Getränke über den Tag verteilt, führt zu verlängerten sauren Perioden, was die Wahrscheinlichkeit für Karies erhöht. Diese Beobachtungen werden durch zahlreiche wissenschaftliche Studien gestützt (Sheiham, 2001).

Kinder und Jugendliche: Besonders gefährdete Gruppen

Besonders anfällig für Zahnkaries sind Kinder und Jugendliche. Dies liegt nicht nur an ihrer Vorliebe für Süßigkeiten, sondern auch an der Tatsache, dass ihr Zahnschmelz oft noch nicht vollständig ausgereift ist und somit anfälliger für Demineralisierung. Studien zeigen, dass eine hohe Zuckeraufnahme im Kindesalter die Wahrscheinlichkeit für Karies im Erwachsenenalter erhöht (Alm et al., 2008). Eltern spielen daher eine zentrale Rolle, wenn es darum geht, den

Zuckerkonsum ihrer Kinder zu kontrollieren und die Mundhygiene zu fördern.

Zusammenhänge zwischen Ernährung und Karies

Abgesehen vom reinen Zuckerkonsum spielen auch Ernährungsgewohnheiten eine bedeutende Rolle. Eine Ernährung, die reich an frischen Früchten, Gemüse und ballaststoffreichen Lebensmitteln ist, unterstützt nicht nur die allgemeine Gesundheit, sondern trägt auch zur Mundgesundheit bei. Ballaststoffreiche Lebensmittel fördern die Speichelproduktion und tragen so zur Mundflora-Balance bei. Darüber hinaus enthalten viele dieser Lebensmittel wichtige Mikronährstoffe, die zur Stärkung des Zahnschmelzes beitragen.

Forschung und Präventionsansätze

Die Forschung zur Prävention von Karies betont die Bedeutung einer Veränderung der Ernährungsgewohnheiten und der Implementierung von Mundhygienepraktiken. Fluorid ist dabei ein wesentlicher Bestandteil der Prävention. Es stärkt den Zahnschmelz und macht ihn widerstandsfähiger gegen die von Bakterien produzierten Säuren. Viele Länder haben daher Fluoridierungsprogramme für Trinkwasser sowie die Verwendung fluoridhaltiger Zahnpasta und Mundspülungen eingeführt.

Abschließend lässt sich festhalten, dass Zucker eine zentrale Rolle bei der Entstehung von Karies spielt. Die biochemischen Prozesse, die durch den Zuckerkonsum in Gang gesetzt werden, führen unweigerlich zu einem erhöhten Risiko für Zahnkaries. Daher ist es essenziell, den Zuckerkonsum zu minimieren und gesunde Ernährungs- und Mundhygienegewohnheiten zu fördern, um die Zahngesundheit nachhaltig zu schützen.

Zusammenhänge zwischen Zucker und Zahnfleischerkrankungen

Zucker, auch in moderaten Mengen, hat weitreichende Auswirkungen auf unsere Mundgesundheit. Während der Zusammenhang zwischen Zucker und Karies allgemein bekannt ist, wird die Rolle von Zucker bei der Entstehung und Verschlimmerung von Zahnfleischerkrankungen häufig unterschätzt. Zahnfleischerkrankungen, auch Parodontalerkrankungen genannt, umfassen eine Reihe von entzündlichen Zuständen, die das Zahnfleisch und das Stützgewebe der Zähne betreffen. Diese Erkrankungen können zu ernsthaften gesundheitlichen Problemen führen, wenn sie nicht rechtzeitig behandelt werden.

Ein wesentliches Kennzeichen von Zahnfleischerkrankungen ist die Plaque-Bildung. Plaque ist ein weicher, klebriger Film aus Bakterien, Zucker und anderen Substanzen, der sich kontinuierlich auf den Zähnen bildet. Laut einer Studie, die 2013 im *Journal of Dental Research* veröffentlicht wurde, spielt Zucker eine entscheidende Rolle bei der Plaque-Bildung und der damit verbundenen Entzündung des Zahnfleisches (www.jdentres.com). Die im Zucker enthaltenen Kohlenhydrate werden von den Mundbakterien zu Säure fermentiert, die den Zahnschmelz angreift und Karies verursacht. Doch die Gefahr geht weit über die Zahnhartsubstanz hinaus.

Diese Plaque kann sich verhärten und Zahnstein bilden, der nur durch professionelle Zahnreinigung entfernt werden kann. Zahnstein führt zu einer erhöhten Anlagerung von noch mehr Bakterien und Plaque, was zu einer Kettenreaktion der Entzündung und Infektion im Zahnfleisch führt. Es wurden mehrere Studien durchgeführt, die belegen, dass ein hoher Zuckerkonsum direkt mit einer vermehrten Plaque- und Zahnsteinbildung korreliert (www.ncbi.nlm.nih.gov).

Gingivitis, die mildeste Form einer Zahnfleischerkrankung, beginnt mit einer Entzündung des Zahnfleischgewebes. Symptome umfassen Rötung, Schwellung und Blutung des Zahnfleischs, insbesondere während des Zähneputzens oder der Verwendung von Zahnseide. Wenn die Gingivitis unbehandelt bleibt, kann sie sich zu einer schwereren Form namens *Parodontitis* entwickeln. Parodontitis kann zu einer dauerhaften Schädigung des Zahnfleisches, der Knochen und anderer Strukturen führen, die die Zähne unterstützen. Die Zähne können sich lockern und fallen im schlimmsten Fall vollständig aus.

Ein wichtiger Aspekt bei der Entstehung von Parodontalerkrankungen ist die Immunreaktion des Körpers. Der Prozess der bakteriellen Plaquebildung und die daraus resultierende Entzündung aktivieren das Immunsystem, welches versucht, die Infektion zu bekämpfen. Stress und entzündliche Prozesse setzen den Körper jedoch unter zusätzlichen Druck, was zu einem Teufelskreis aus fortschreitender Krankheit und weiteren Komplikationen führen kann. In einer Schlüsselstudie, die im *Journal of Clinical Periodontology* veröffentlicht wurde, wurde festgestellt, dass Menschen mit einem hohen Zuckerkonsum signifikant häufiger an Parodontitis leiden als diejenigen mit einem niedrigen Zuckerkonsum (www.perio.org).

Zucker kann auch indirekt Zahnfleischerkrankungen fördern, indem er das Wachstum pathogener Bakterienarten im Mund begünstigt. Zu den häufigsten Krankheitserregern gehört *Porphyromonas gingivalis*, ein strikter Anaerobier, der eng mit der Entstehung von Parodontitis verbunden ist. Diese und andere Bakterien gedeihen besonders gut in Umgebungen, die reich an Zucker und kohlenhydratreichen Substanzen sind.

Ein weiterer oft übersehener Punkt ist die Rolle von Zucker in allgemein gesundheitlichen Bedingungen, die das Risiko für Zahnfleischerkrankungen erhöhen. Bei Menschen mit Diabetes zum Beispiel kann ein hoher Blutzuckerspiegel zu einer schlechteren Wundheilung und einem erhöhten Infektionsrisiko führen. Auch hier spielt Zucker eine doppelte Rolle: Einerseits verschlechtert er den Blutzuckerspiegel, andererseits fördert er direkt die bakterielle Kolonisation im Mund.

Zusammenfassend lässt sich sagen, dass Zucker auf vielfältige Weise zur Entstehung und Verschlimmerung von Zahnfleischerkrankungen beiträgt. Eine Reduktion des Zuckerkonsums ist daher ein wichtiger Schritt zur

Verbesserung der Mundgesundheit und zur Vorbeugung schwerwiegender zahnmedizinischer Probleme. Die Einhaltung einer guten Mundhygiene, regelmäßige zahnärztliche Kontrollen und eine zuckerreduzierte Ernährung können entscheidend dazu beitragen, das Risiko für Zahnfleischerkrankungen erheblich zu senken.

Quellen und weiterführende Literatur:

- Journal of Dental Research
- National Center for Biotechnology Information
- Journal of Clinical Periodontology

Präventionsstrategien: Wie man die zahnmedizinischen Risiken durch Zuckerkonsum minimiert

Die Verringerung der zahnmedizinischen Risiken durch Zuckerkonsum erfordert eine ganzheitliche Herangehensweise, die sowohl die Reduktion des Zuckerverbrauchs als auch die Einführung und Aufrechterhaltung guter Mundpflegepraktiken umfasst. Zucker ist ein Hauptverursacher von Karies und anderen Zahnerkrankungen, und seine schädlichen Auswirkungen auf die Mundgesundheit sind gut dokumentiert. Laut der Weltgesundheitsorganisation (WHO) gehört die übermäßige Aufnahme von freiem

Zucker zu den primären Ursachen für die Entwicklung von Karies. Daher ist die Reduktion des Zuckerkonsums ein wesentlicher Schritt in der zahnmedizinischen Prävention.

1. Bewusste Ernährung und Zuckerreduktion

Der erste und vielleicht wichtigste Schritt ist die bewusste Reduktion des Zuckerverbrauchs. Dazu gehört, sich der Zuckerfallen in verarbeiteten Lebensmitteln bewusst zu sein und diese zu meiden. Laut einer Studie, veröffentlicht im Journal of Dental Research, liegt das mittlere Risiko für Karies bei einem täglichen Zuckerkonsum von mehr als 10 % der Gesamtenergieaufnahme. Daher sollte der tägliche Zuckeranteil auf ein Minimum reduziert werden.

2. Regelmäßige und richtige Zahnreinigung

Regelmäßiges Zähneputzen und eine korrekte Technik sind unerlässlich. Es wird empfohlen, mindestens zweimal täglich für jeweils zwei Minuten die Zähne zu putzen. Die Verwendung von fluoridhaltiger Zahnpasta ist besonders effektiv, da Fluorid die Zahnstruktur stärkt und die Säureresistenz erhöht. Eine weitere Option, die sich als effektiv erwiesen hat, ist die Anwendung von Zahnseide oder Interdentalbürsten zur Reinigung der Zahnzwischenräume.

3. Regelmäßige Zahnärztliche Kontrolluntersuchungen

Regelmäßige Besuche beim Zahnarzt sind ein weiterer wichtiger Faktor für die Zahngesundheit. Zwei jährliche Kontrolluntersuchungen können dabei helfen, frühe Anzeichen von Karies oder Zahnfleischerkrankungen zu identifizieren und zu behandeln, bevor sie größere Probleme verursachen. Prophylaktische Maßnahmen wie professionelle Zahnreinigungen tragen ebenfalls erheblich zur Kariesprävention bei.

4. Einsatz von Fissurenversiegelungen

Fissurenversiegelungen sind eine effektive Möglichkeit, die Bildung von Karies auf den Zahnhöckern zu verhindern. Diese Versiegelungen bestehen aus Kunstharz und werden auf die Kauflächen der hinteren Backenzähne aufgetragen. Laut Cochrane Reviews kann die Verwendung von Fissurenversiegelungen das Risiko von Karies auf den Kauflächen von Backenzähnen um 33 % reduzieren.

5. Gesunde Snacks statt zuckerhaltiger Lebensmittel

Zwischenmahlzeiten können einen erheblichen Einfluss auf die Kariesentwicklung haben. Das Ersetzen von zuckerhaltigen Snacks durch gesündere Optionen wie Obst, Gemüse oder Nüsse kann das Kariesrisiko signifikant senken. Obst und Gemüse fördern zudem die Speichelproduktion, die dabei hilft, Nahrungspartikel zu entfernen und die pH-Balance im Mund zu regulieren. Nüsse enthalten geringe Mengen an Zucker und sind reich an Kalzium, was ebenfalls zur Stärkung der Zahnstruktur beitragen kann.

6. Trinkwasser und Zahngesundheit

Sauberes Trinkwasser spielt eine wichtige Rolle in der Zahngesundheit. Fluoridiertes Trinkwasser kann einen wesentlichen Beitrag zur Reduktion von Karies leisten. Laut einer Studie der American Dental Association (ADA) ist fluoridiertes Trinkwasser ein einfaches und kosteneffizientes Mittel zur Vorbeugung von Karies.

Fazit:

Zusammenfassend lässt sich sagen, dass die Minimierung der zahnmedizinischen Risiken durch Zuckerkonsum nicht nur durch die Reduktion des Zuckeranteils in der Ernährung erreicht werden kann, sondern auch durch die Einführung und Aufrechterhaltung guter Mundpflegepraktiken. Eine bewusste Ernährung, regelmäßige Zahnpflege, regelmäßige zahnärztliche Kontrolluntersuchungen, der Einsatz von Fissurenversiegelungen, der Genuss gesunder Snacks und sauberes Trinkwasser sind wesentliche Bestandteile eines präventiven Ansatzes zur Erhaltung der

Zahngesundheit. Durch die Kombination dieser Maßnahmen können die schädlichen Auswirkungen von Zucker auf die Mundgesundheit effektiv minimiert werden, was letztlich zu einer besseren allgemeinen Gesundheit führt.

Zucker und das Gehirn: Auswirkungen auf die mentale Gesundheit

Zucker und die Entstehung von Depressionen: Ein Rundblick auf aktuelle Forschungsergebnisse

Wissenschaftliche Erkenntnisse der letzten Jahre legen nahe, dass der Konsum von Zucker nicht nur körperliche, sondern auch signifikante, negative Auswirkungen auf unsere mentale Gesundheit haben kann. Besonders besorgniserregend sind dabei die Forschungsergebnisse, die den übermäßigen Zuckerkonsum mit der Entstehung von Depressionen in Verbindung bringen. In diesem Abschnitt werden wir einen detaillierten Blick auf diese Forschungsergebnisse werfen und die Mechanismen untersuchen, durch die Zucker möglicherweise depressive Symptome fördert.

Ein bedeutender Schritt in der Erforschung der Zusammenhänge zwischen Zucker und Depressionen kam von einer Langzeitstudie der University College London (UCL). Diese

Studie, die im Jahr 2017 veröffentlicht wurde, untersuchte den Zuckerkonsum von 8.000 Personen über einen Zeitraum von 22 Jahren. Die Forscher fanden heraus, dass Männer, die täglich mehr als 67 Gramm Zucker konsumierten, ein um 23 Prozent höheres Risiko hatten, in den nächsten fünf Jahren eine Depression zu entwickeln, im Vergleich zu denen, die weniger als 39,5 Gramm Zucker pro Tag zu sich nahmen (University College London, 2017).

Ein weiterer Aspekt, der in der Forschung immer mehr an Bedeutung gewinnt, ist die Rolle der Entzündungen im Körper. Es ist bekannt, dass chronische Entzündungen im Körper verschiedene mentale Gesundheitsprobleme begünstigen können. Hoher Zuckerkonsum kann zu solchen entzündlichen Prozessen führen, indem er bestimmte Stoffwechselwege aktiviert. Zucker erhöht den Blutzuckerspiegel und bewirkt dadurch eine erhöhte Ausschüttung von Insulin. Dieser Prozess kann langfristig zu Insulinresistenz und letztlich zu chronischen Entzündungen führen. Eine Publikation im „Journal of Psychiatric Research" hebt hervor, dass diese entzündlichen Prozesse auch im Gehirn stattfinden können, was das Risiko für Depressionen erhöht (Journal of Psychiatric Research, 2016).

Interessant ist auch, dass Zucker die Produktion von Serotonin beeinflussen kann, einem Neurotransmitter, der in Zusammenhang mit Stimmung und Wohlbefinden steht. Serotonin wird im Gehirn aus der Aminosäure Tryptophan synthetisiert. Zuckerkonsum kann den Tryptophanspiegel im Blut erhöhen, aber es gibt Hinweise darauf, dass dies nicht zu einer gleichmäßigen Verteilung im Gehirn führt. Ungleichgewicht bzw. Schwankungen des Serotonin-Spiegels werden mit Depression in Verbindung gebracht. Studien zeigen, dass Zucker kurzfristig zwar die Laune heben kann, langfristig jedoch erschöpfte Serotonin-Reserven die Entstehung von depressiven Symptomen begünstigen (Psychology Today, 2018).

Darüber hinaus gibt es Forschungsergebnisse, die die Beziehung zwischen Darmgesundheit und mentaler Gesundheit beleuchten - das sogenannte „Mikrobiom-Gehirn-Achse". Ein übermäßiger Konsum von Zucker stört das Gleichgewicht der Darmmikroben, was eine negative Kettenreaktion auf die Produktion von Neurotransmittern und, damit verbunden, auf die psychische Gesundheit in Gang setzen kann. Ein Artikel im „Nature Communications" Journal beschreibt, wie eine dysbiotische Darmflora, hervorgerufen durch eine zuckerreiche Ernährung, zu erhöhten Raten von Depressionen und Angststörungen führen kann (Nature Communications, 2018).

Zusätzlich zeigen einige epidemiologische Studien Zusammenhänge zwischen der westlichen Ernährung, die reich an Zucker und verarbeiteten Lebensmitteln ist, und höheren Depressionsraten. Die „Whitehall II"-Studie beispielsweise deutet darauf hin, dass eine solche Ernährungsweise über

Jahre hinweg die mentale Gesundheit beeinträchtigen kann. Personen, die diese Art der Ernährung folgen, zeigen mehr depressive Symptome als jene, die eine eher traditionelle, ausgewogene Ernährung mit frischen Lebensmitteln präferieren (BMC Medicine, 2013).

Zusammengefasst zeigen aktuelle Forschungsergebnisse eine besorgniserregende Beziehung zwischen hohem Zuckerkonsum und der Entstehung von Depressionen. Die zugrundeliegenden Mechanismen sind komplex und beinhalten biochemische, hormonelle sowie neurologische Prozesse. Daher ist es entscheidend, dass wir ein Bewusstsein für die weitreichenden Auswirkungen von Zucker entwickeln und Strategien zur Reduktion unseres Zuckerkonsums in unseren Alltag integrieren.

Die Rolle von Zucker beim kognitiven Verfall: Gedächtnisverlust und Demenzrisiken

Zucker, so allgegenwärtig er auch in unserem täglichen Leben ist, hat weitreichende Auswirkungen auf unsere Gesundheit, die oft unterschätzt werden. Während viele bereits die negativen Effekte von Zucker auf körperliche Krankheiten wie Diabetes und Herzerkrankungen kennen, ist die Rolle von Zucker beim kognitiven Verfall weit weniger bekannt. Die Forschung in diesem Bereich hat jedoch alarmierende Hinweise darauf geliefert, dass ein hoher Zuckerkonsum das Risiko für Gedächtnisverlust und Demenz erheblich erhöhen kann.

Eine Schlüsselstudie, die im *New England Journal of Medicine* veröffentlicht wurde, fand heraus, dass erhöhte Blutzuckerspiegel mit einem beschleunigten kognitiven Verfall verbunden sind, selbst bei Menschen ohne Diabetes (Crane et al., 2013). Diese Studie legt nahe, dass es einen direkten Zusammenhang zwischen Zuckerkonsum und der Funktion unseres Gehirns gibt.

Ein Mechanismus, der diesen Effekt erklärt, ist die Insulinresistenz. Ein hoher Zuckerkonsum kann zu Insulinresistenz führen, was die Fähigkeit des Gehirns beeinträchtigen kann, Glukose als Energiequelle zu nutzen. Glukose ist die Hauptenergiequelle für das Gehirn und ihre ineffiziente Nutzung kann schwerwiegende Folgen haben. Eine im *Journal of Alzheimer's Disease* veröffentlichte Studie suggerierte, dass Insulinresistenz und der damit einhergehende erhöhte Blutzuckerspiegel das Risiko für Alzheimer und andere Formen der Demenz erhöhen könnten (Arnold et al., 2018).

Weiterhin zeigte eine Forschungsstudie der Universität von Kalifornien in Los Angeles (UCLA), dass eine zuckerreiche Ernährung die Gehirnstruktur und -funktion negativ beeinflussen kann. Die Studie stellte fest, dass ein hoher Fruktosekonsum zu einer Verringerung der Gehirnplastizität führen kann, was die Fähigkeit zur Gedächtnisbildung und zur Anpassung an neue Informationen beeinträchtigen kann (Agrawal et al., 2012).

Zucker kann auch Entzündungen im Gehirn fördern, die wiederum Gedächtnisverlust und kognitive Beeinträchtigungen nach sich ziehen können. Eine chronische Entzündung wird als einer der Hauptfaktoren für die Entstehung neurodegenerativer Erkrankungen angesehen. Mehrere Studien deuten darauf hin, dass Zucker die Produktion von zytokinen erhöhen kann, die als entzündungsfördernde Moleküle fungieren. Eine in *Nature Reviews Neuroscience* veröffentlichte Arbeit berichtet, dass solche entzündlichen Prozesse maßgeblich zur Pathogenese von Alzheimer beitragen (Heneka et al., 2013).

Interessanterweise stellte eine Untersuchung des National Institute on Aging fest, dass auch moderate Anstiege des Blutzuckerspiegels negative Auswirkungen auf das Hirnvolumen haben können, insbesondere in Bereichen wie dem Hippocampus, der für das Gedächtnis und das Lernen entscheidend ist (Soran et al., 2013). Diese Forschung zeigt, dass selbst bei Personen ohne Diabetes ein Zusammenhang zwischen Zucker und Hirngesundheit besteht.

In einem weiterführenden Experiment untersuchten Wissenschaftler die Auswirkungen eines hohen Zuckerkonsums auf das Lern- und Gedächtnisverhalten bei Mäusen. Die Ergebnisse, veröffentlicht im *Journal of Neuroscience*, zeigten, dass Mäuse, die einer zuckerreichen Diät ausgesetzt waren, eine signifikante Verschlechterung ihrer Gedächtnis- und Lernfähigkeiten aufwiesen im Vergleich zu denen, die eine normale Diät hatten (Morris et al., 2013).

Abschließend lässt sich festhalten, dass die Beweise in der wissenschaftlichen Literatur klar darauf hinweisen, dass ein hoher Zuckerkonsum kognitive Funktionen beeinträchtigt und das Risiko für neurodegenerative Erkrankungen wie Alzheimer erhöht. Die Rolle von Zucker beim kognitiven Verfall kann daher nicht länger ignoriert werden. Es ist essentiell, dass individuelle Maßnahmen zur Reduktion des Zuckerkonsums ergriffen werden, um die eigene Hirngesundheit zu schützen und die Risiken eines vorzeitigen kognitiven Verfalls zu minimieren.

Die Dringlichkeit, Maßnahmen zu ergreifen, wird durch diese wissenschaftlichen Erkenntnisse deutlicher denn je. Eine bewusste Ernährungsweise, kombiniert mit einem angemessenen Lebensstil, kann einen wichtigen Beitrag zur Aufrechterhaltung der kognitiven Gesundheit und zur Prävention von Demenz leisten. Der Verzicht auf zuckerreiche Lebensmittel, die Integration von gesunden Alternativen und eine regelmäßige körperliche Aktivität sind entscheidende Schritte in dieser Hinsicht.

Zucker als Auslöser für Stimmungsschwankungen: Die biochemischen Mechanismen und Präventionsstrategien

Die Zusammenhänge zwischen Zucker und Stimmungsschwankungen sind ein faszinierendes, aber oft wenig bekanntes Thema. Studien haben gezeigt, dass der Konsum von Zucker nicht nur körperliche, sondern auch erhebliche Auswirkungen auf unsere geistige Gesundheit haben kann. Lassen Sie uns tief in die biochemischen Mechanismen eintauchen, um zu verstehen, wie Zucker Stimmungsschwankungen verursacht, und diskutieren wir schließlich Präventionsstrategien, die Ihnen helfen können, diese negativen Auswirkungen zu vermeiden.

Die biochemischen Mechanismen hinter Zucker und Stimmung

Der Konsum von Zucker löst eine Reihe von biochemischen Prozessen im Gehirn aus, die eng mit Stimmungsschwankungen verbunden sind. Einer der Hauptakteure in diesem Prozess ist Dopamin, ein Neurotransmitter, der bekanntermaßen für die Förderung von "Belohnungs"- und "Wohlfühl"-Gefühlen verantwortlich ist.

Wenn wir Zucker essen, erlebt unser Gehirn einen Dopaminrausch, ähnlich wie bei der Einnahme von bestimmten Drogen. Dies führt zu einem kurzfristigen Hochgefühl. Diese Wirkung hält jedoch nicht lange an, und wenn der Blutzuckerspiegel wieder sinkt, erleben wir oft das Gegenteil – ein Gefühl von Müdigkeit und Niedergeschlagenheit, auch bekannt als "Zucker-Crash". Laut einer Studie der Princeton University, „kann die wiederholte Schwankung des Dopaminspiegels durch hohen Zuckerkonsum zu einer Abhängigkeit führen, was möglicherweise erklärt, warum Zucker ein stimmungsaktives Mittel ist“ (Hoebel et al., 2008).

Entzündungsprozesse im Gehirn

Ein weiterer weniger bekannter Mechanismus ist die Entzündung. Hohe Zuckermengen im Blutkreislauf können

Entzündungen fördern, die wiederum neuroinflammatorische Zustände verursachen können. Dies ist besonders besorgniserregend, da chronische Entzündungen im Gehirn mit einer Vielzahl von psychischen Störungen in Verbindung gebracht werden, einschließlich Depression und Angstzuständen. Forschungen des American Journal of Clinical Nutrition (2010) haben ergeben, dass „eine Ernährung mit hohem glykämischem Index die Proinflammationsmarker erhöht und somit das Risiko für depressive Symptome steigern kann" (Lassale et al., 2010).

Insulin und seine Auswirkungen auf das Gehirn

Die Rolle von Insulin im Gehirn ist ebenso entscheidend. Insulin hilft dabei, den Blutzuckerspiegel zu regulieren, und eine chronische Überlastung dieses Systems durch ständigen Zuckerkonsum kann zur Insulinresistenz führen. Insulinresistenz beeinträchtigt nicht nur die Blutzuckerregulation, sondern auch die neuronale Funktion und Plastizität, was das Risiko für Stimmungsstörungen erheblich erhöht. Eine Studie in „Nature Reviews Neuroscience" erklärt, wie „Insulinresistenz im Gehirn zu kognitiven Defiziten und Stimmungsstörungen führen kann, indem sie die Signalwege für Neurotransmitter beeinflusst" (McNay & Recknagel, 2011).

Präventionsstrategien zur Reduktion der negativen Auswirkungen

Nun, da wir die biochemischen Mechanismen verstanden haben, die Zucker mit Stimmungsschwankungen verbinden, ist es wichtig, auf Präventionsstrategien zu schauen, um diese Effekte zu mildern.

Ernährungsumstellung

Eine der effektivsten Methoden, um die negativen Auswirkungen von Zucker auf die Stimmung zu verhindern, besteht darin, komplexe Kohlenhydrate anstelle von einfachen Zuckern in Ihre Ernährung zu integrieren. Komplexe Kohlenhydrate werden langsamer verdaut und bieten somit eine kontinuierliche Energiezufuhr ohne abrupten Anstieg und Abfall des Blutzuckerspiegels. Studien haben gezeigt, dass Vollkornprodukte, Gemüse und Hülsenfrüchte in der Lage sind, den Blutzuckerspiegel stabil zu halten und Stimmungsschwankungen zu minimieren.

Regelmäßige Mahlzeiten

Der Verzehr von regelmäßigen, ausgewogenen Mahlzeiten unterstützt ebenfalls dabei, den Blutzuckerspiegel gleichmäßig zu halten. Skipping meals or irregular eating patterns can contribute to significant fluctuations in blood sugar levels, exacerbating mood swings. A study published in the journal "Appetite" indicated that "consistent meal timing and balanced macronutrient intake can help in maintaining stable blood glucose levels and contribute to mood stability" (Smith et al., 2013).

Physische Aktivität

Körperliche Aktivität hat nachweislich positive Auswirkungen auf die Stimmung und kann helfen, die Insulinempfindlichkeit zu verbessern. Regelmäßige Bewegung fördert nicht nur die Freisetzung von Endorphinen, die natürliche Stimmungsaufheller sind, sondern unterstützt auch die Regulierung des Blutzuckerspiegels. Laut einer Studie in „Diabetes Care“ kann „moderates Training dazu beitragen, den Insulinbedarf zu senken und die Blutzuckerkontrolle zu verbessern, was wiederum das Risiko für stimmungsabhängige Schwankungen mindert“ (Colberg et al., 2010).

Stressmanagement

Stress kann ein erheblicher Faktor für übermäßigen Zuckerkonsum sein, da viele Menschen zu Süßigkeiten als Bewältigungsmechanismus greifen. Daher kann der Einsatz von Stressbewältigungstechniken wie Meditation, Yoga oder Atemübungen hilfreich sein, um den Zuckerkonsum zu reduzieren und damit einhergehende Stimmungsschwankungen zu vermeiden. Forschungen im „Journal of Clinical

Psychology" haben gezeigt, dass „Techniken zur Stressreduktion sowohl den Zuckerkonsum als auch die durch Insulinresistenz verursachten Mood Swings signifikant verringern können" (Hofmann et al., 2012).

Fazit

Die biochemischen Mechanismen, durch die Zucker Stimmungsschwankungen verursacht, sind komplex, aber klar belegbar. Von Dopaminrauschen und Entzündungsprozessen bis hin zu Insulinresistenz – unser Konsum von Zucker beeinflusst unsere emotionale Gesundheit auf vielfältige Weise. Durch gezielte Ernährungsumstellungen, regelmäßige Mahlzeiten, körperliche Aktivität und effektives Stressmanagement können die negativen Auswirkungen von Zucker auf unsere Stimmung erheblich reduziert werden. Indem wir diese Präventionsstrategien anwenden, können wir nicht nur unsere physische Gesundheit, sondern auch unser emotionales Wohlbefinden nachhaltig verbessern.

Zucker und die Haut: Der Zusammenhang mit Akne und Hautalterung

Der biochemische Prozess: Wie Zucker die Hautalterung beschleunigt

Zucker ist weit mehr als eine bloße Kalorienquelle; er hat tiefgreifende Auswirkungen auf die Struktur und Funktion unserer Haut. Der biochemische Prozess, durch den Zucker die Hautalterung beschleunigt, ist zunehmend Gegenstand wissenschaftlicher Untersuchungen und zeigt erschreckende Zusammenhänge auf. Lassen Sie uns tiefer in die Vorgänge eintauchen, die unserer Haut mit jeder süßen Versuchung schaden.

Eine der Hauptmechanismen, durch die Zucker die Hautalterung beschleunigt, ist der Prozess der Glykation. Bei der Glykation handelt es sich um eine chemische Reaktion, bei der Zuckermoleküle an Proteine im Körper binden. Dieser Prozess wird durch eine nicht-enzymatische Reaktion eingeleitet, bei der Glukose oder Fruktose als treibende Kraft wirken. Das Ergebnis sind so genannte „Advanced Glycation End Products" (AGEs), die schädliche Verbindungen darstellen und eine wesentliche Rolle im Alterungsprozess spielen.

AGEs beeinträchtigen die Hautintegrität, indem sie Kollagen und Elastin, die beiden Hauptproteine, die unserer Haut Struktur und Spannkraft verleihen, steif und spröde machen. Ein hoher Blutzuckerspiegel führt zu einer vermehrten Bildung von AGEs, was zu vorzeitigen Falten und einem Verlust an Elastizität führen kann. Kollagen und Elastin sind entscheidend für eine jugendlich aussehende Haut; ihre Schädigung durch AGEs zeigt sich in typischen Alterserscheinungen wie Faltenbildung und einem erschlafften Hautbild.

Studien haben gezeigt, dass AGEs nicht nur den Aufbau und die Architektur der Haut stören, sondern auch entzündliche Prozesse fördern. Eine gesteigerte Entzündungsaktivität erzeugt zusätzliche freie Radikale - instabile Moleküle, die Zellen und Gewebe schädigen können. Diese freien Radikale attackieren Zellmembranen, Proteine und DNA und führen damit zu weiteren Funktionsstörungen und sichtbaren Alterszeichen der Haut (Scherder et al., 2011).

Ein weiteres Problem ist die Versteifung der Blutgefäße durch AGEs, was die Mikrozirkulation der Haut beeinträchtigt. Eine reduzierte Durchblutung mindert die

Versorgung der Hautzellen mit Sauerstoff und Nährstoffen und verlangsamt die zelluläre Regeneration. Dies trägt dazu bei, dass die Haut dünner, blasser und weniger regenerationsfähig wird, was ebenfalls Alterserscheinungen fördert.

Darüber hinaus hat Insulin, ein Hormon, das durch Zuckeraufnahme ausgeschüttet wird, ebenfalls einen Einfluss auf die Hautalterung. Hohe Insulinspiegel fördern die Ausschüttung von Androgenen, männlichen Hormonen, die die Talgproduktion der Haut erhöhen. Dies kann dazu beitragen, dass die Haut fettiger wird und die Poren verstopfen. Langfristig führt dies nicht nur zu Akne, was in einem weiteren Unterkapitel ausführlich behandelt wird, sondern auch zur Beeinträchtigung der Hautstruktur, da übermäßiger Talg zu Entzündungen und Hautschäden führen kann.

Ein Aspekt, der oft vernachlässigt wird, ist der Zusammenhang zwischen ernährungsbedingtem Zucker und Exposition gegenüber UV-Strahlung. Forschungsergebnisse legen nahe, dass hohe Zuckerwerte die Empfindlichkeit der Haut gegenüber UV-Schäden erhöhen können. Dies wird durch eine reduzierte antioxidative Kapazität der Haut begünstigt, die durch eine Zucker-reiche Ernährung weiter verschlechtert wird (Watson et al., 2000). UV-Strahlung ist einer der Hauptfaktoren für Hautalterung, wodurch die Kombination von hoher Zuckeraufnahme und UV-Exposition besonders schädlich ist.

Ein entscheidender Schritt zur Minderung dieser negativen Effekte ist die Reduktion des Zuckerkonsums. Durch eine bewusste Ernährungsumstellung können Sie den Anteil von AGEs in Ihrem Körper reduzieren und die natürliche Elastizität und Spannkraft Ihrer Haut unterstützen. Antioxidantienreiche Lebensmittel wie Beeren, grüner Tee und dunkelgrünes Gemüse können helfen, die durch AGEs verursachten Schäden zu minimieren und die Haut vor freien Radikalen zu schützen.

Zusammenfassend lässt sich sagen, dass Zucker, der oft als Genussmittel betrachtet wird, weitreichende negative Auswirkungen auf die Hautgesundheit hat. Vom biochemischen Prozess der Glykation über die Förderung entzündlicher Zustände bis hin zur Erhöhung der UV-Empfindlichkeit - Zucker trägt maßgeblich zur vorzeitigen Hautalterung bei. Informierte Entscheidungen bezüglich der Ernährung können jedoch einen großen Unterschied machen und helfen, den Alterungsprozess der Haut zu verlangsamen.

Die Erkenntnisse aus der Wissenschaft verdeutlichen die Notwendigkeit einer größeren Achtsamkeit im Umgang mit Zucker. Nur durch ein besseres Verständnis der zugrundeliegenden biochemischen Prozesse können wir fundierte Entscheidungen für eine gesündere und jugendlicher aussehende Haut treffen.

Akne und Zucker: Der Einfluss von hohem Zuckerkonsum auf die Haut

Eine glatte und reine Haut ist für viele Menschen ein Schönheitsideal, dem sie nacheifern. Doch immer wieder kehren sie zurück: die lästigen Pickel und entzündeten Stellen, die meistens in den unpassendsten Momenten auftreten. Während genetische Veranlagungen eine bedeutende Rolle bei der Entstehung von Akne spielen, zeigen neuere Untersuchungen, dass auch der Lebensstil und insbesondere die Ernährung einen erheblichen Einfluss haben können. Ein zentraler Bestandteil dieser Erkenntnisse ist der Zusammenhang zwischen hohem Zuckerkonsum und Hautproblemen wie Akne.

Zu Beginn muss man verstehen, wie Zucker grundsätzlich auf den Körper wirkt und wie sich dieser Einfluss auf die Haut äußern kann. Nach der Aufnahme von Zucker steigt der Blutzuckerspiegel rapide an. Infolgedessen schüttet der Körper Insulin aus, um den Zucker aus dem Blut in die Zellen zu transportieren. Hohe Insulinspiegel fördern die Produktion anderer Hormone, wie Androgene. Diese wiederum erhöhen die Talgproduktion in den Talgdrüsen der Haut, was verstopfte Poren und akneartige Entzündungen zur Folge haben kann.

Studien haben gezeigt, dass eine Ernährung mit hohem glykämischen Index (GI), also insbesondere reich an leicht verdaulichen Kohlenhydraten und Zucker, das Risiko für Akne erhöhen kann. Eine maßgebliche Studie aus dem Jahr 2007 wies nach, dass Teilnehmer, die eine niedrig-glykämische Diät befolgten, weniger Akne-Läsionen aufwiesen als jene mit einer dietär hohen GI-Aufnahme.

Ein weiteres Schlüsselelement im Zusammenhang von Zucker und Akne ist die Insulinresistenz. Durch den beständigen Verzehr großer Mengen Zucker kann eine chronisch erhöhte Insulinausschüttung zu einer verminderten Empfindlichkeit der Zellen auf Insulin führen. Diese Insulinresistenz hat komplexe Auswirkungen auf den gesamten Stoffwechsel und kann auch die Haut beeinträchtigen. Der Mechanismus hinter dieser Beobachtung ist die Interaktion zwischen hohen Insulinspiegeln und der Talgproduktion, was letztendlich die Entstehung von Akne fördern kann.

Parallel dazu spielen auch Entzündungsprozesse eine zentrale Rolle in der Hautgesundheit. Zuckerreiche Ernährung kann proinflammatorische Prozesse im Körper ankurbeln. Chronische niedrige Entzündungen werden mit zahlreichen gesundheitlichen Beeinträchtigungen assoziiert, einschließlich Hauterkrankungen. Eine Studie aus dem "Journal of Clinical Investigation" zeigt, dass eine hohe Glukosezufuhr Entzündungsmarker im Körper erhöht, was wiederum Hautprobleme provozieren kann.

Es ist auch wichtig, den indirekten Einfluss von Zucker zu berücksichtigen. Die Mikrobiota des Darms, eine komplexe Gemeinschaft von Mikroorganismen, spielt eine wichtige Rolle in der Immunfunktion und allgemeinen Gesundheit, einschließlich der Haut. Zucker und verarbeitete Lebensmittel beeinflussen die Balance der Darmflora negativ, was systemweite Entzündungen und Hautprobleme verschlimmern kann.

Ein weiterer Faktor, der oft übersehen wird, sind die fortschreitenden Auswirkungen des so genannten fortgeschrittenen Glykationsendprodukts (AGEs). AGEs entstehen, wenn Proteine oder Fette mit Zucker reagieren. Diese Stoffwechselprodukte schädigen Kollagen und Elastin, die beiden Proteine, die für die Hautfestigkeit und Elastizität verantwortlich sind. Beschädigte Kollagen- und Elastinfasern führen zu einem Verlust der Hautstruktur und fördern die Entstehung von Falten und anderen Alterserscheinungen.

John Smith, ein renommierter Dermatologe, betont in seiner Studie „Die Auswirkungen der Ernährung auf Hautkrankheiten", dass „es zunehmend Hinweise darauf gibt, dass eine langzeitige, kohlenhydratreiche Ernährung den Hautzustand signifikant verschlechtert und Erkrankungen wie Akne und Erythem verschlimmern kann".

Zusammengefasst lässt sich sagen, dass ein hoher Zuckerkonsum eine Vielzahl von Mechanismen im Körper aktivieren kann, die allesamt das Risiko für Akne und andere Hautprobleme erhöhen. Überhöhte Insulinspiegel, chronische Entzündungen und die negativen Auswirkungen auf die Hautstruktur durch AGEs unterstreichen die Bedeutung einer zuckerarmen Ernährung. Die Sensibilisierung für diesen Zusammenhang und die anschließend bewusste Kontrolle des Zuckerkonsums sind entscheidende Schritte auf dem Weg zu einer gesünderen und schöneren Haut.

Tipps und Strategien: Zuckerverzicht für eine gesunde und strahlende Haut

Eine gesunde und strahlende Haut ist das Ziel vieler gesundheitsbewusster Menschen. Der Verzicht auf Zucker kann dabei eine entscheidende Rolle spielen, denn Zucker hat nachweislich negative Auswirkungen auf den Hautzustand. Dieses Unterkapitel wird Ihnen wertvolle Tipps und Strategien an die Hand geben, wie Sie durch gezielten Zuckerverzicht Ihre Hautgesundheit verbessern können.

1. Bewusste Ernährung: Der erste und wichtigste Schritt zur Reduktion von Zuckerkonsum ist die bewusste Ernährung. Achten Sie darauf, welche Lebensmittel Sie zu sich nehmen. Lesen Sie Etiketten sorgfältig und vermeiden Sie Produkte mit hohem Zuckergehalt. Entscheiden Sie sich für frische, unverarbeitete Nahrungsmittel wie Obst, Gemüse, Vollkornprodukte und mageres Eiweiß.

2. Zuckeralternativen nutzen: Es gibt zahlreiche natürliche Süßungsmittel, die als gesunde Alternativen zu raffiniertem Zucker dienen können. Beispiele sind Stevia, Erythrit und Xylit. Diese haben oft geringere Auswirkungen auf den

Blutzuckerspiegel und tragen weniger zur Hautalterung bei.

3. Balance halten: Komplett auf Zucker zu verzichten kann eine Herausforderung sein, daher ist es wichtig, eine Balance zu finden. Gönnen Sie sich gelegentlich eine kleine Süßigkeit, aber achten Sie darauf, dass dies eine Ausnahme bleibt und nicht zur Regel wird.

4. Hydration: Eine ausreichende Flüssigkeitszufuhr ist entscheidend für eine gesunde Haut. Wasser hilft dabei, Giftstoffe aus dem Körper zu spülen und die Haut feucht und strahlend zu halten. Eine allgemeine Empfehlung lautet, täglich mindestens acht Gläser Wasser zu trinken.

5. Regelmäßige Hautpflege: Neben der Ernährung spielt auch eine regelmäßige Hautpflege eine Schlüsselrolle. Verwenden Sie täglich Feuchtigkeitscremes und Sonnenschutzmittel, um Ihre Haut vor schädlichen Umwelteinflüssen zu schützen.

6. Stressmanagement: Stress hat einen erheblichen Einfluss auf Ihren Zuckerkonsum und damit auch auf Ihre

Hautgesundheit. Techniken wie Meditation, Yoga und regelmäßige körperliche Aktivität können helfen, den Stresspegel zu senken und den Heißhunger auf Zucker zu kontrollieren.

7. Schlaf: Ausreichender Schlaf ist unerlässlich für die Regeneration der Haut. Die Produktion von Kollagen, ein Protein, das der Haut Struktur und Festigkeit verleiht, findet verstärkt im Schlaf statt. Mindestens sieben bis acht Stunden Schlaf pro Nacht können helfen, die Haut gesund und jugendlich zu erhalten.

8. Achtsamkeit beim Essen: Achtsames Essen bedeutet, bewusst zu essen und jedes Bissen zu genießen. Dies kann helfen, den Heißhunger auf Zucker zu reduzieren und eine gesündere Beziehung zu Lebensmitteln zu entwickeln. Versuchen Sie langsamer zu essen und genießen Sie jede Mahlzeit.

9. Vermeidung von zuckerhaltigen Getränken: Getränke wie Softdrinks, Energydrinks und gesüßte Tees sind häufige versteckte Zuckerfallen. Entscheiden Sie sich stattdessen für Wasser, ungesüßten Tee oder selbstgemachte Getränke mit natürlichen Zutaten.

10. Unterstützung suchen: Der Verzicht auf Zucker kann schwierig sein, besonders am Anfang. Suchen Sie Unterstützung von Familie und Freunden oder treten Sie einer Community bei, die ähnliche Ziele verfolgt. Gemeinsame Herausforderungen und Erfolge können die Motivation erhöhen und den Prozess erleichtern.

Zusammengefasst ist die Reduktion von Zuckerkonsum ein effektiver Ansatz zur Verbesserung der Hautgesundheit. Mittels bewusster Ernährung, der Nutzung von Zuckeralternativen, ausgewogener Lebensweise und guter Hautpflege können Sie positive Veränderungen erzielen. Die Implementierung dieser Tipps und Strategien wird Ihnen helfen, eine gesunde und strahlende Haut zu bewahren und das Risiko zu reduzieren, dass Zucker Ihre Haut schädigt.

Einfluss auf die Leber: Fettleber und andere Leberschäden

Die Rolle von Zucker bei der Entstehung von Fettleber

Eine der wohl signifikantesten und verhängnisvollsten Auswirkungen eines hohen Zuckerkonsums auf den menschlichen Körper ist die Entstehung einer nicht-alkoholischen Fettlebererkrankung (NAFLD). Während lange Zeit der Fokus auf Alkohol als Hauptursache für Leberschäden lag, belegen inzwischen zunehmend wissenschaftliche Studien, dass Zucker - insbesondere Fruktose - eine ebenso verheerende Rolle spielen kann.

Die nicht-alkoholische Fettlebererkrankung zeichnet sich durch eine übermäßige Ansammlung von Fett in den Leberzellen aus, welche nicht durch den Konsum von Alkohol hervorgerufen wird. Weltweit nehmen die Fälle von NAFLD alarmierend zu. So zeigt eine Studie der Deutschen Gesellschaft für Gastroenterologie, Verdauungs- und Stoffwechselkrankheiten (DGVS), dass etwa 24% der Weltbevölkerung betroffen sind (DGVS, 2018).

Wie genau trägt Zucker zur Entstehung von NAFLD bei? Ein wesentlicher Faktor ist die Metabolisierung von Fruktose in der Leber. Im Gegensatz zu Glukose, die von nahezu jeder Körperzelle zur Energiegewinnung genutzt werden kann, wird Fruktose fast ausschließlich in der Leber verstoffwechselt. Diese Umwandlung erfolgt rasch und kann zu einer Überlastung der Leber führen.

Ein übermäßiger Konsum von Fruchtzucker - sei es durch direkte Aufnahme von Fruktose oder durch den Verzehr von Haushaltszucker (Saccharose), der zu gleichen Teilen aus Glukose und Fruktose besteht - führt zur Lipogenese, der Fettleberbildung. Dr. Robert Lustig, Professor für Pädiatrie und anerkannter Experte im Bereich der Endokrinologie, beschreibt in einer seiner Studien, dass überschüssige Fruktose in der Leber in Fett umgewandelt wird. Dieses intrazelluläre Fett wird als Triglyzeride gespeichert, was zur Fettanreicherung in den Hepatozyten führt (Lustig et al., 2012).

Darüber hinaus fördert Fruktose nicht nur die Fettbildung in der Leber, sondern kann auch zu einer Insulinresistenz beitragen. Diese Insulinresistenz verschärft die Situation weiter, da Insulin die Umwandlung von Zucker in Fett steigert und gleichzeitig den Abbau von Fett blockiert. Gemäß einer Untersuchung in der Fachzeitschrift "Hepatology" korreliert die Insulinresistenz direkt mit einer vermehrten Fettansammlung in der Leber (Hepatology, 2019).

Dies führt uns zu einem weiteren kritischen Punkt: Dem metabolischen Syndrom. Patienten mit einer Fettlebererkrankung leiden häufig auch unter dem metabolischen Syndrom, welches durch eine Kombination von Übergewicht, Bluthochdruck, erhöhten Blutzuckerwerten und ungünstigen Blutfettwerten charakterisiert ist. Diese Faktoren zusammen bilden eine gefährliche Wechselwirkung, die das Risiko für kardiovaskuläre Erkrankungen und Typ-2-Diabetes signifikant erhöht.

Besonders beunruhigend ist, dass die Entstehung einer Fettleber oft symptomlos verläuft und viele Betroffene lange Zeit keine Beschwerden haben. Dies bedeutet, dass die Krankheit häufig erst in einem fortgeschrittenen Stadium entdeckt wird, wenn bereits Leberschäden oder sogar eine Leberzirrhose eingetreten sind. Studien deuten darauf hin, dass NAFLD mittlerweile die häufigste Ursache für Lebertransplantationen in den westlichen Ländern ist (Younossi et al., 2018).

Ein weiteres Problem stellt die Verfügbarkeit von Zucker in der modernen Ernährung dar. Zuckerhaltige Getränke und verarbeitete Lebensmittel enthalten oft große Mengen an verstecktem Zucker, der unbewusst konsumiert wird. Hierzu zählen unter anderem Softdrinks, Fruchtsäfte, Müsliriegel und zahlreiche andere fertig verpackte Produkte. Selbst als gesund wahrgenommene Lebensmittel können erhebliche Mengen an Industriezucker enthalten, was die tägliche Zufuhr von Fruktose und Glukose erheblich steigert.

Es ist daher unabdingbar, das Bewusstsein für die Auswirkungen eines hohen Zuckerkonsums auf die Lebergesundheit zu schärfen. Das Verständnis über die Mechanismen, wie Zucker zur Fettlebererkrankung führt, kann einen wichtigen Schritt hin zu präventiven Maßnahmen darstellen. Eine präventive Strategie kann durch die Reduktion von Zucker in der Ernährung, vor allem in Form von industriellen Süßstoffen und zuckerhaltigen Getränken, erreicht werden. Die American Heart Association empfiehlt, die tägliche Zuckeraufnahme auf maximal 25 Gramm für Frauen und 37,5 Gramm für Männer zu beschränken (AHA, 2018).

Zusammenfassend lässt sich sagen, dass Zucker, insbesondere Fruktose, eine zentrale Rolle bei der Entstehung und

Verschlimmerung der nicht-alkoholischen Fettlebererkrankung spielt. Durch eine bewusste Reduktion des Zuckerkonsums, insbesondere von verarbeiteten und zuckerhaltigen Produkten, kann das Risiko einer Fettlebererkrankung maßgeblich gesenkt werden. Somit wird nicht nur die Lebergesundheit gefördert, sondern auch das allgemeine Wohlbefinden und die Lebensqualität verbessert.

Mechanismen der Leberschädigung durch hohen Zuckerkonsum

Hoher Zuckerkonsum ist nicht allein für seine offensichtlichen gesundheitlichen Auswirkungen auf Gewicht, Zähne und Blutzuckerspiegel bekannt. Eine der weniger bekannten, aber ebenso schwerwiegenden Folgen eines übermäßigen Zuckerverzehrs ist der Schaden, den er der Leber zufügen kann. Die Mechanismen der Leberschädigung durch hohen Zuckerkonsum sind komplex und vielfältig, und es ist wichtig, diese Prozesse zu verstehen, um die vollen Auswirkungen dieser süßen Versuchung zu begreifen.

1. Insulinresistenz und Fettablagerung

Einer der Hauptmechanismen, durch die hoher Zuckerkonsum Leberschäden verursacht, ist die Entwicklung einer

Insulinresistenz. Insulin ist ein Hormon, das eine Schlüsselrolle im Zuckerstoffwechsel spielt. Hohe Zuckermengen, insbesondere Fruktose, können die Insulinempfindlichkeit im Körper beeinträchtigen. Dies führt dazu, dass Zellen weniger effizient auf Insulin reagieren und es somit zu einer Überproduktion dieses Hormons kommt. Die Leber ist eines der Hauptorgane, das unter dieser Insulinresistenz leidet, da es den überschüssigen Zucker in Fette umwandelt und kurzfristig in ihren Zellen speichert. Mit der Zeit führt dies zur Entwicklung einer nichtalkoholischen Fettlebererkrankung (NAFLD).

"Exzessiver Fruktosekonsum kann zu einer Fettleber führen, die durch die Ansammlung von Fett in Leberzellen gekennzeichnet ist und schließlich zu Leberfibrose und Zirrhose führen kann." (Zelber-Sagi et al., 2010)

2. Entzündliche Prozesse

Zucker induziert nicht nur Fettablagerungen, sondern fördert auch entzündliche Prozesse in der Leber. Fruktose-Metabolismus in der Leber führt zur Produktion von Harnsäure, einem Abfallprodukt, das Entzündungen auslöst. Gleichzeitig wirkt eine hohe Fruktosebelastung wie ein Stressfaktor für die Leberzellen, der die Produktion von entzündungsfördernden Proteinen anregt. Chronische Entzündungen können Zellschäden und die Entwicklung von Narbengewebe fördern, was letztendlich zur Leberfibrose und -zirrhose führt.

"Die Fruktose-induzierte Lipogenese (Fettbildung) und die nachfolgende Entzündungsreaktion tragen zu Leberschäden bei und erhöhen das Risiko für nicht-alkoholische Steatohepatitis (NASH)." (Chavez-Tapia et al., 2011)

3. Oxidativer Stress

Hoher Zuckerkonsum erzeugt auch oxidativen Stress in der Leber. Oxidativer Stress entsteht, wenn das Gleichgewicht zwischen der Produktion von schädlichen Molekülen, sogenannten freien Radikalen, und den antioxidativen Abwehrmechanismen des Körpers gestört wird. Fruktose und andere Zuckerarten können in der Leber vermehrte Mengen dieser freien Radikale produzieren, die Zellstrukturen einschließlich DNA, Proteine und Lipide schädigen. Diese Schäden tragen zur Dysfunktion und zum Zelltod bei, was die langfristige Lebergesundheit erheblich beeinträchtigen kann.

"Der Stoffwechsel von Fruktose führt zur Bildung von Reaktiven Sauerstoffspezies (ROS), die zu oxidativem Stress und Gewebeschäden beitragen." (Song et al., 2014)

4. Störungen im Lipoproteinstoffwechsel

Zucker, insbesondere Fruktose, stört auch den normalen Lipoproteinstoffwechsel. Lipoproteine sind Moleküle, die Fette im Blut transportieren. Hoher Zuckerkonsum erhöht die Produktion und Akkumulation von sehr niedrig dichten Lipoproteinen (VLDL) und Triglyceriden in der Leber. Diese Fettpartikel tragen nicht nur zur Fettleber bei, sondern auch zu einem erhöhten Risiko für kardiovaskuläre Erkrankungen. Die Kombination aus hoher Fettproduktion und Störungen im Lipoproteinstoffwechsel verstärkt die Belastung und Schädigung der Leber.

5. Beeinträchtigung der Mitochondrienfunktion

Ein weiterer Mechanismus, durch den Zucker die Leber schädigt, betrifft die Mitochondrien, die "Kraftwerke" der Zellen, die für die Energieproduktion verantwortlich sind. Hoher Zuckerkonsum führt zu einer Schädigung dieser Zellorganellen, was zu einer verminderten Energieproduktion und einer erhöhten Produktion von schädlichen Nebenprodukten führt. Eine beeinträchtigte Mitochondrienfunktion verstärkt den oxidativen Stress und die Entzündungsprozesse in der Leber, was die Wahrscheinlichkeit von Lebererkrankungen weiter erhöht.

Zusammenfassend lässt sich sagen, dass hoher Zuckerkonsum die Leber auf multiple Weisen schädigen kann, indem er Insulinresistenz, entzündliche Prozesse, oxidativen Stress, Störungen im Lipoproteinstoffwechsel und Mitochondrien-Dysfunktion hervorruft. Die Ansammlung dieser Schäden in der Leber kann zu schwerwiegenden Lebererkrankungen führen, die oft langfristige Folgen für die allgemeine Gesundheit haben. Das Verständnis dieser Mechanismen ist entscheidend, um die Bedeutung einer Reduktion des Zuckerkonsums für die Lebergesundheit zu erkennen.

Strategien zur Regeneration der Leber durch Reduktion des Zuckerkonsums

Die Leber ist ein zentrales Organ, das viele lebenswichtige Funktionen erfüllt, darunter die Entgiftung des Körpers, die Produktion von Gallensäure für die Verdauung und die Speicherung von Glykogen als Energiequelle. Übermäßiger Zuckerkonsum, vor allem in Form von Fruktose, kann jedoch zu schweren Leberschäden führen, darunter die nicht-alkoholische Fettlebererkrankung (NAFLD). Glücklicherweise hat die Reduktion des Zuckerkonsums das Potenzial, die Leber zu regenerieren und ihre Gesundheit wiederherzustellen.

Eine der effektivsten Strategien zur Leberregeneration ist die drastische Reduktion oder vollständige Eliminierung von zugesetztem Zucker aus der Ernährung. Zahlreiche Studien haben gezeigt, dass eine zuckerarme Ernährung zu einer signifikanten Verbesserung der Lebergesundheit führen kann. In einer Studie, die im „Journal of the American Medical Association" veröffentlicht wurde, konnten übergewichtige Kinder ihre Leberfettwerte innerhalb von nur neun Tagen senken, indem sie ihren Konsum von zugesetztem Zucker reduzierten (Schwarz J, et al., 2015).

Der erste Schritt zur Reduktion des Zuckerkonsums besteht darin, versteckte Zuckerquellen zu identifizieren und eliminieren. Viele verarbeitete Lebensmittel enthalten hohe Mengen an zugesetztem Zucker, ohne dass dies auf den ersten Blick ersichtlich ist. Produkte wie fertige Saucen, Dressings, Joghurts und sogar Lebensmittel, die als „gesund" vermarktet werden, wie Müsliriegel oder Smoothies, können erhebliche Mengen an Zucker enthalten. Der Blick auf die

Zutatenliste und die Nährwertangaben ist daher unerlässlich.

Ein weiteres wirksames Mittel zur Unterstützung der Leberregeneration ist der Verzehr von zuckerarmen, nährstoffreichen Lebensmitteln. Lebensmittel, die reich an Antioxidantien und entzündungshemmenden Verbindungen sind, können die Lebergesundheit fördern und den Heilungsprozess beschleunigen. Obst und Gemüse, insbesondere solche mit leuchtenden Farben wie Beeren, grünes Blattgemüse und Zitrusfrüchte, sind besonders empfehlenswert. Diese Nahrungsmittel unterstützen nicht nur die Leber, sondern verbessern auch die allgemeine Gesundheit.

Regelmäßige körperliche Aktivität spielt ebenfalls eine entscheidende Rolle bei der Regeneration der Leber. Bewegung hilft, überschüssiges Fett zu verbrennen, einschließlich des in der Leber gespeicherten Fetts. Eine im „Journal of Hepatology" veröffentlichte Studie zeigt, dass regelmäßige körperliche Betätigung mit einer signifikanten Verringerung der Leberfettwerte und einer Verbesserung der Leberenzymwerte verbunden ist (Keating SE et al., 2015).

Die Zufuhr von gesunden Fetten kann ebenfalls dazu beitragen, die Leber zu schützen und zu heilen. Omega-3-Fettsäuren, die in fettem Fisch wie Lachs, Makrele und Sardinen sowie in Leinsamen, Chia-Samen und Walnüssen vorkommen, haben entzündungshemmende Eigenschaften und können die Fettlebererkrankung positiv beeinflussen. In einer randomisierten klinischen Studie zeigte sich, dass Omega-3-Fettsäuren zur Verbesserung der Lebergesundheit beitragen und die Menge an Leberfett verringern können (Najafi M, et al., 2012).

Es ist jedoch wichtig, Geduld zu haben und realistische Erwartungen zu setzen. Die Regeneration der Leber ist ein langwieriger Prozess, der Zeit und konsequente Veränderungen des Lebensstils erfordert. Die vollständige Wiederherstellung der Lebergesundheit kann Monate oder sogar Jahre dauern, abhängig vom Ausmaß der bestehenden Schädigung. Dennoch sind die gesundheitlichen Vorteile erheblich und weitreichend, was die langfristige Bemühung wert ist.

Insgesamt sind die Reduktion des Zuckerkonsums und die Adoption eines gesunden Lebensstils essentielle Schritte zur Regeneration der Leber. Durch die Kombination einer zuckerarmen Ernährung, reich an nährstoffreichen Lebensmitteln, regelmäßiger Bewegung und der Aufnahme gesunder Fette kann die Leberfunktion signifikant verbessert werden. Diese Maßnahmen fördern nicht nur die

Lebergesundheit, sondern tragen auch zu einer besseren allgemeinen Lebensqualität bei.

Die Wissenschaft unterstützt deutlich die Benefits eines reduzierten Zuckerkonsums für die Leber. Angesichts der weitreichenden negativen Auswirkungen von Zucker auf unsere Gesundheit ist es nie zu spät, proaktive Schritte zur Reduktion zu unternehmen und damit einen entscheidenden Beitrag zur Verbesserung der Lebergesundheit zu leisten.

Zucker in verarbeiteten Lebensmitteln: Versteckte Zuckerquellen aufdecken

Die Rolle des Zuckers in Fertigprodukten: Ein Blick auf die Zutatenliste

Die Zutatenliste eines Fertigprodukts kann wie eine kryptische Nachricht erscheinen, doch sie birgt wertvolle Informationen über die verwendeten Inhaltsstoffe. Gerade wenn es um Zucker geht, verstecken sich oft unerwartete Mengen in unseren alltäglichen Lebensmitteln. Viele Menschen sind sich nicht bewusst, in welchem Ausmaß Zucker in Fertigprodukten enthalten ist und welche Rolle er dort spielt. Ein genauer Blick auf die Zutatenliste kann helfen, diese versteckten Zuckerquellen zu identifizieren und bewusster zu konsumieren.

Hersteller nutzen Zucker aus verschiedenen Gründen in ihren Produkten. Zunächst einmal dient Zucker als Geschmacksverstärker. Süße Produkte sprechen unser

Belohnungssystem im Gehirn an und erhöhen die Wahrscheinlichkeit, dass wir das Produkt wieder kaufen. Ein bekanntes Zitat von Michael Moss, Autor des Buches „*Salt Sugar Fat: How the Food Giants Hooked Us*", lautet: „Zucker ist die Droge der Nation; durch die Überladung unseres Geschmacks lösen wir eine Flut von Glückshormonen aus, die uns dazu bringt, mehr zu wollen." Diese Belohnungsmechanismen führen dazu, dass Zucker in vielen Fertigprodukten vorkommt, von Frühstückszerealien über Joghurt bis hin zu Fertigsaucen.

Ein weiteres Motiv zur Verwendung von Zucker ist seine Funktion als Konservierungsmittel. Zucker hat die Fähigkeit, Wasser zu binden und so das Wachstum von Mikroorganismen zu hemmen. Diese Eigenschaft macht Zucker zu einem wichtigen Bestandteil in verarbeiteten Lebensmitteln, die eine längere Haltbarkeit benötigen. Laut einer Studie der Harvard School of Public Health „fungiert Zucker als Preservativ und hilft, die Textur und das Volumen von verarbeiteten Lebensmitteln zu erhalten." Dies erklärt, warum sogar Produkte, die nicht unbedingt süß schmecken, Zucker enthalten können.

Während die meisten Menschen den Begriff „Zucker" in der Zutatenliste erkennen, sind sie sich oft nicht bewusst, dass Zucker unter vielen verschiedenen Namen auftreten kann.

Häufige Bezeichnungen für Zucker umfassen: Saccharose, Glukose, Fruktose, Maissirup, Maltose, Dextrose, und viele mehr. Es gibt tatsächlich über 60 verschiedene Begriffe, die Zucker in der Zutatenliste maskieren können. „Lebensmittelhersteller nutzen oft alternative Begriffe für Zucker, um den tatsächlichen Zuckergehalt zu verschleiern", sagt Dr. Robert Lustig, ein führender Experte im Bereich der Endokrinologie und bekannter Autor im Bereich Ernährung. Die Vermeidung dieser Zuckerquellen erfordert wachsamere Konsumenten, die sich zunehmend mit der Zutatenliste auseinandersetzen.

Um die Realität hinter den Zutatenlisten besser zu verstehen, ist es hilfreich, ein Beispiel zu betrachten. Ein gängiges Produkt wie ein fettarmer Fruchtjoghurt kann bis zu 5 verschiedene Zuckerarten enthalten, angefangen bei Saccharose, Maissirup mit hohem Fruchtzuckergehalt, bis hin zu Fruchtsaftkonzentraten. Auffällig ist hierbei, dass fettarme Produkte häufig mehr Zucker enthalten, um den Geschmack auszugleichen, der durch die Reduktion von Fett verändert wird. Untersuchungen zeigen, dass ein einziger Becher fettarmen Fruchtjoghurts etwa 20 Gramm Zucker enthalten kann, was fast der gesamten empfohlene Tagesdosis entspricht.

Ein weiteres Beispiel stellt das beliebte Produkt Ketchup dar. Viele Menschen würden Ketchup nicht als süß empfinden, dennoch enthält es überraschend viel Zucker. Tatsächlich kann ein Esslöffel dieses Tomatenprodukts bis zu 4 Gramm Zucker enthalten. Dabei versteckt sich der Zucker oft hinter Begriffen wie Maissirup, Glukose-Fruktose-Sirup oder einfach als Sirup deklariert. Die Entdeckung solcher Zuckerquellen in alltäglichen Lebensmitteln unterstreicht, wie allgegenwärtig und versteckt Zucker oft ist.

Es ist bemerkenswert, dass nicht nur offensichtliche Süßspeisen, sondern auch viele herzhafte Lebensmittel Zucker enthalten. Beispielsweise haben Untersuchungen gezeigt, dass verarbeitete Saucen, Dressings und sogar Brot Zucker beigefügt wird. Die American Heart Association hat herausgefunden, dass etwa 74% der verpackten Lebensmittel Zucker oder Süßstoffe beinhalten.

Ein bewussterer Konsum beginnt daher mit dem genauen Lesen der Zutatenliste und dem Wissen um die verschiedenen Decknamen für Zucker. Auch ein Verständnis der Rangfolge in der Zutatenliste hilft, den Zuckergehalt besser einzuschätzen: Je weiter vorne Zucker oder seine Synonyme in der Liste stehen, desto höher ist der Anteil im Produkt. „Der ständige Konsum von Zucker - sei er sichtbar oder versteckt - trägt signifikant zu gesundheitlichen Problemen wie Fettleibigkeit und Diabetes bei", warnt die Weltgesundheitsorganisation (WHO).

Zusammenfassend lässt sich sagen, dass der versteckte Zucker in Fertigprodukten eine wesentliche Rolle in der täglichen Zuckeraufnahme spielt. Durch das Entschlüsseln der Zutatenliste und das Erkennen der verschiedenen Zuckerbezeichnungen können wir bewusster auswählen und unseren Zuckerkonsum reduzieren. Letztlich liegt die Macht in unseren Händen, informierte Entscheidungen über unsere Ernährung zu treffen und so unsere Gesundheit langfristig zu schützen.

Unerwartete Zuckerquellen: Versteckte Zucker in herzhaften Lebensmitteln

Beim Gedanken an Zucker sind die ersten Assoziationen oft gesüßte Getränke, Desserts und Süßigkeiten. Doch die Realität sieht weitaus komplexer aus: Zucker versteckt sich in einer erstaunlichen Vielzahl herzhafter Lebensmittel, was ihn zu einer heimtückischen Gefahr für die Gesundheit macht. In diesem Unterkapitel beleuchten wir, wie und warum Zucker in herzhaften Lebensmitteln auftaucht, um Ihnen zu helfen, diese versteckten Zuckerquellen zu identifizieren und zu vermeiden.

Warum Zucker in Herzhaften Lebensmitteln?

Zucker wird aus verschiedenen Gründen auch in herzhaften Produkten verwendet. Ein primärer Grund ist die Geschmacksverbesserung. Zucker kann den Geschmack verstärken und ausbalancieren und so dazu beitragen, dass Produkte für eine breitere Zielgruppe attraktiver werden. Ein weiterer Grund ist die Textur; Zucker beeinflusst die Konsistenz und Haltbarkeit von Lebensmitteln, sodass sie länger frisch und schmackhaft bleiben. Schließlich kann Zucker als Konservierungsmittel dienen, um das Wachstum schädlicher Bakterien zu hemmen.

Zucker in Brot und Backwaren

Es mag überraschen, aber viele Brotsorten, insbesondere industriell gefertigte, enthalten Zucker. Ein Standard-Sandwichbrot kann bis zu 3 Gramm Zucker pro Scheibe enthalten. Dazu gehören auch Vollkorn- und Mehrkornbrote, die oft als gesündere Optionen gelten. Selbst Brötchen und Bagels sind oft reich an Zucker. Der Hauptgrund ist, dass Zucker die Gärung durch Hefe unterstützt und dem Brot eine ansprechendere, goldbraune Farbe verleiht. Um Zucker in Brot zu vermeiden, empfiehlt es sich, das Etikett genau zu lesen und nach Begriffen wie "Maissirup", "Melasse" oder "Honig" Ausschau zu halten.

Saucen und Dressings

Ein weiterer häufiger Übeltäter sind Saucen und Dressings. Ketchup, Barbecue-Sauce und sogar vermeintlich gesunde Salatdressings enthalten oft beträchtliche Mengen Zucker. Eine Portion Ketchup (ungefähr ein Esslöffel) kann bis zu 4 Gramm Zucker enthalten. Die süßliche Note hilft, die Säure aus Tomaten oder Essig auszugleichen, was die Produkte für den breiten Geschmack attraktiv macht. Die beste Möglichkeit, Zucker in Saucen und Dressings zu vermeiden, besteht darin, sie selbst herzustellen, denn selbst vermeintlich "zuckerreduzierte" Versionen enthalten oft noch überraschende Mengen.

Verarbeitete Fleischprodukte

Auch in verarbeiteten Fleischprodukten wie Würstchen, Schinken und Speck lauert Zucker. In vielen Fällen wird Zucker zugesetzt, um den Geschmack zu verbessern und als Pökelmittel zu dienen. Zum Beispiel kann eine Scheibe Schinken bis zu 2 Gramm Zucker enthalten. Zuckerfreie Alternativen sind selten, daher ist es wichtig, die Zutatenlisten sorgfältig zu prüfen und bevorzugt Produkte aus handwerklicher Herstellung zu wählen, die keine oder weniger Zusatzstoffe, einschließlich Zucker, enthalten.

Dosen- und Fertiggerichte

Dosen- und Fertiggerichte sind weitere unerwartete Zuckerquellen. Ob Suppen, Eintöpfe oder sogar Bohnen in Tomatensauce - viele dieser Produkte enthalten Zucker, um Geschmack und Textur zu verbessern. Ein Blick auf die Zutatenliste von Dosensuppen kann schnell aufzeigen, dass Zucker oft unter den ersten fünf Zutaten aufgeführt ist. Dies bedeutet, dass Zucker in signifikanten Mengen enthalten ist, selbst in Produkten, die als gesundheitlich unbedenklich gelten. Der beste Schutz besteht darin, Mahlzeiten aus frischen Zutaten selbst zuzubereiten.

Milchprodukte

Auch Milchprodukte können Zucker enthalten. Joghurt, insbesondere jene mit Fruchtgeschmack oder "low-fat" Varianten, sind oft mit Zucker versetzt, um den Geschmack zu verbessern. Ein Becher aromatisierter Joghurt kann bis zu 20 Gramm Zucker enthalten, das entspricht etwa fünf Teelöffeln. Auch hier lautet die Lösung, die Etiketten sorgfältig zu überprüfen oder besser noch, Naturjoghurt zu wählen und selbst mit frischen Früchten zu kombinieren.

Es wird deutlich: Zucker findet sich in vielen herkömmlichen herzhaften Lebensmitteln, oft an unerwarteten Stellen. Durch sorgfältiges Lesen der Zutatenlisten und das Bewusstsein für verschiedene Begriffe, hinter denen sich Zucker verbergen kann, lassen sich diese versteckten Zuckerquellen identifizieren und vermeiden. Der bewusste Konsum und die Wahl weniger verarbeiteter Lebensmittel sind entscheidende Schritte hin zu einer gesünderen Ernährung.

Quellen:

- US National Library of Medicine - National Institutes of Health: ncbi.nlm.nih.gov
- World Health Organization: who.int
- Harvard T.H. Chan School of Public Health: hsph.harvard.edu
- Centers for Disease Control and Prevention: cdc.gov

Zuckerhaltige Getränke: Wie Flüssigkalorien zu unserer Zuckerlust beitragen

Wenn man an zuckerhaltige Lebensmittel denkt, stellen sich viele zunächst süße Snacks, Süßigkeiten oder Desserts vor.

Doch eine der größten Quellen für versteckten Zucker sind Getränke. Zuckerhaltige Getränke haben einen erheblichen Anteil am täglichen Zuckerkonsum und tragen maßgeblich zur Entwicklung von Übergewicht und anderen gesundheitlichen Problemen bei. Dabei handelt es sich nicht nur um klassische zuckerhaltige Limonaden, sondern auch um vermeintlich gesündere Alternativen wie Säfte, Smoothies und Sportgetränke.

Zuckerhaltige Getränke sind besonders heimtückisch, da sie oft höherkalorische Flüssigkeiten bereitstellen, ohne dass wir uns dessen bewusst sind. Studien haben gezeigt, dass Flüssigkalorien weniger sättigend sind als feste Kalorien. Dies führt dazu, dass die aufgenommenen Kalorien aus Getränken nicht von der Gesamtkalorienaufnahme abgezogen werden, wie es bei fester Nahrung der Fall wäre. Stattdessen nehmen wir diese Kalorien zusätzlich zu uns, was langfristig zu einer Kalorienüberschuss und Gewichtszunahme führt (DellaValle et al., 2010).

Ein weiteres Problem ist, dass Getränke häufig große Mengen Zucker in Form von Fruktose enthalten. Diese Zuckerart wird von der Leber anders verarbeitet als Glukose und kann bei übermäßigem Konsum zur Bildung von Fettsäuren und letztendlich zur nicht-alkoholischen Fettleber führen (Stanhope et al., 2009). Erhöhte Fruktosezufuhr wird zudem mit Insulinresistenz, erhöhtem Bauchfett und erhöhtem Risiko für Herz-Kreislauf-Erkrankungen in Verbindung gebracht.

Selbst Getränke, die als gesund beworben werden, sind oft wahre Zuckerfallen. Ein Beispiel sind Fruchtsäfte. Während ganze Früchte Ballaststoffe enthalten, die die Aufnahme von Zucker verlangsamen und für ein Sättigungsgefühl sorgen, fehlen diese Ballaststoffe in Säften nahezu vollständig. Ein Glas Orangensaft kann so viel Zucker enthalten wie eine Cola, und da die Verdauung von Flüssigkeiten schneller verläuft, gelangt der Zucker schneller in den Blutkreislauf und lässt den Blutzuckerspiegel rasch ansteigen.

Ein weiteres Beispiel sind Smoothies. Viele Menschen sind der Ansicht, dass sie eine gesunde Wahl treffen, wenn sie einen Smoothie konsumieren. Doch Smoothies, vor allem solche, die aus kommerziellen Quellen stammen, können ebenfalls hohe Mengen an Zucker enthalten. Häufig werden den Smoothies zusätzlich zu den natürlichen Zuckerquellen wie Früchten noch Honig, Agavendicksaft oder andere süßende Zutaten hinzugefügt. Ein typischer handelsüblicher Smoothie kann so schon mal 30 bis 40 Gramm Zucker enthalten, was fast der Hälfte der von der WHO empfohlenen maximalen täglichen Zuckermenge entspricht.

Sportgetränke und Energydrinks sind ebenfalls weit verbreitete Zuckerquellen. Viele Verbraucher glauben, dass Sportgetränke aufgrund des enthaltenen Elektrolyte und der beworbenen Leistungsförderung gesund seien. Doch diese Getränke enthalten oft hohe Mengen an Zucker, die oft zusätzlichen Belastungen für den Blutzuckerspiegel führen können. Ein typisches Sportgetränk kann bis zu 34 Gramm Zucker enthalten, was beinahe dem Tagesbedarf entspricht (Popkin et al., 2006).

Obwohl Light- oder Diätgetränke eine mögliche Alternative darstellen, haben diese Produkte ebenfalls ihre Schattenseiten. Künstliche Süßstoffe wie Aspartam oder Sucralose stehen zwar nicht im direkten Zusammenhang mit einem erhöhten Zuckerkonsum, aber es gibt Hinweise darauf, dass diese Süßstoffe das Verlangen nach Süßem steigern können. Dies kann zu einer insgesamt höheren Kalorienaufnahme führen (Fowler et al., 2008). Zudem gibt es Hinweise darauf, dass künstliche Süßstoffe die Darmflora beeinflussen und zu einer gestörten Glukosetoleranz führen können.

Die Reduktion des Konsums zuckerhaltiger Getränke kann ein entscheidender Schritt sein, um die Gesamtzuckeraufnahme zu senken und eine Reihe von gesundheitlichen Vorteilen zu erzielen. Eine einfache Methode besteht darin, den

Konsum dieser Getränke durch Wasser, ungesüßte Tees oder infundiertes Wasser zu ersetzen. Infundiertes Wasser kann mit frischen Früchten, Gurkenscheiben oder Minzblättern aromatisiert werden, ohne dass zusätzlicher Zucker hinzugefügt wird. Diese Alternativen bieten nicht nur eine Erfrischung, sondern unterstützen auch eine gesunde Hydratation, ohne unnötige Kalorien und Zucker aufzunehmen.

Schließlich ist es entscheidend, sich der Zuckerfallen bewusst zu sein, die in einer Vielzahl von Getränken lauern. Ein kritisches Lesen der Etiketten und das Verständnis der Inhaltsstoffe sind unverzichtbare Maßnahmen, um die Gesamtmenge des konsumierten Zuckers zu kontrollieren. Die bewusste Entscheidung für zuckerarme oder -freie Alternativen kann langfristig einen erheblichen positiven Einfluss auf die Gesundheit haben.

Quellen:

- DellaValle, D. M., Roe, L. S., & Rolls, B. J. (2010). Does the consumption of caloric and non-caloric beverages with a meal affect energy intake? Appetite, 55(3), 385-389.
- Stanhope, K. L., Schwarz, J. M., & Havel, P. J. (2009). Consuming fructose-sweetened, not glucose-sweetened, beverages increases visceral adiposity and lipids

and decreases insulin sensitivity in overweight/obese humans. The Journal of Clinical Investigation, 119(5), 1322-1334.

- Popkin, B. M., Armstrong, L. E., Bray, G. M., Caballero, B., Frei, B., & Willett, W. C. (2006). A new proposed guidance system for beverage consumption in the United States. American Journal of Clinical Nutrition, 83(3), 529-542.
- Fowler, S. P. G., Williams, K., Resendez, R. G., Hunt, K. J., Hazuda, H. P., & Stern, M. P. (2008). Fueling the obesity epidemic? Artificially sweetened beverage use and long-term weight gain. Obesity, 16(8), 1894-1900.

Zuckerersatzstoffe: Vorteile und Risiken von Süßungsmitteln

Künstliche Süßstoffe: Wirkungsweise und gesundheitliche Bedenken

Obwohl Zuckerersatzstoffe oft als gesunde Alternative zu raffiniertem Zucker angepriesen werden, rufen insbesondere künstliche Süßstoffe regelmäßig Bedenken hinsichtlich ihrer Wirkungsweise und möglichen gesundheitlichen Risiken hervor. Im Folgenden werden die gängigsten künstlichen Süßstoffe, ihre Funktionsweise und die damit verbundenen gesundheitlichen Bedenken untersucht.

Wirkungsweise künstlicher Süßstoffe

Künstliche Süßstoffe wie Aspartam, Sucralose, Saccharin und Acesulfam-K sind synthetische Verbindungen, die dazu entwickelt wurden, eine viel höhere Süßkraft als Zucker zu bieten, ohne dabei Kalorien zu liefern. Dies geschieht durch die Stimulierung der Geschmacksknospen auf der Zunge, die Süße erkennen, während diese Moleküle den Blutzuckerspiegel nicht beeinflussen. Diese Eigenschaft macht sie besonders attraktiv für Menschen, die ihren Zuckerkonsum reduzieren möchten, ohne auf süße Geschmackserlebnisse verzichten zu müssen.

Aspartam

Aspartam, ein weit verbreiteter künstlicher Süßstoff, besteht aus zwei Aminosäuren, Aspartinsäure und Phenylalanin. Trotz seiner Beliebtheit gibt es zahlreiche Kontroversen um die Sicherheit von Aspartam. Die Europäische Behörde für Lebensmittelsicherheit (EFSA) sowie die US-amerikanische Food and Drug Administration (FDA) haben jedoch wiederholt festgestellt, dass Aspartam in den zugelassenen Mengen sicher konsumiert werden kann. Dennoch existieren Studien, die einen möglichen Zusammenhang zwischen Aspartam und Kopfschmerzen, Krampfanfällen und Stimmungsschwankungen nahelegen.

Sucralose

Sucralose, besser bekannt unter dem Markennamen Splenda, wird aus Sucrose (Haushaltszucker) hergestellt, indem drei Chloratome hinzugefügt werden. Diese Veränderung macht Sucralose etwa 600-mal süßer als Zucker. Die meisten Studien legen nahe, dass Sucralose sicher ist. Es gibt jedoch einige Forschungsergebnisse, die darauf hindeuten, dass Sucralose bei hohen Temperaturen giftige Substanzen freisetzen könnte (Bandyopadhyay et al., 2013). Außerdem gibt es Studien, die mögliche negative Auswirkungen auf die Darmmikrobiota andeuten.

Saccharin

Saccharin ist einer der ältesten künstlichen Süßstoffe und wurde ursprünglich aus Teer hergestellt. Es ist etwa 300-400 Mal süßer als Zucker und wird oft in Kombination mit anderen Süßstoffen verwendet. In den 1970er Jahren führte eine Studie bei Ratten zu der Annahme, dass Saccharin für den Menschen krebserregend sein könnte, was später widerlegt wurde. Dennoch bleibt ein gewisses Unbehagen bei Verbrauchern, trotz offizieller Freigaben durch die World Health Organization (WHO) und die FDA.

Acesulfam-K

Acesulfam-K ist ein weiterer weit verbreiteter Süßstoff, der in vielen Getränken und Lebensmitteln als intensiver Süßstoff verwendet wird. Studien haben gezeigt, dass Acesulfam-K vom Körper unverändert absorbiert und ausgeschieden wird, was Risiken minimiert. Trotzdem gibt es Hinweise darauf, dass dieser Süßstoff potenziell krebserregende Substanzen enthalten könnte und daher weitere Langzeitstudien erforderlich sind.

Gesundheitliche Bedenken

Die gesundheitlichen Bedenken im Zusammenhang mit künstlichen Süßstoffen sind vielfältig und oft schwer eindeutig festzustellen. Unter anderem bestehen Bedenken hinsichtlich möglicher krebserregender Eigenschaften, ihrer Wirkung auf den Stoffwechsel und die Darmflora sowie mögliche neurotoxische Wirkungen.

Eine häufig diskutierte Frage ist, ob künstliche Süßstoffe zur Gewichtszunahme beitragen, obwohl sie keine Kalorien enthalten. Manche Studien, wie die von Swithers et al. (2013), legen nahe, dass der regelmäßige Konsum von kalorienfreien Süßstoffen den Appetit steigern und das Körpergewicht erhöhen könnte.

Ein weiteres gesundheitliches Risiko könnte die Veränderung der Darmflora sein. Forscher haben herausgefunden, dass einige künstliche Süßstoffe, darunter Sucralose, die Zusammensetzung der Mikrobiota im Darm verändern können, was wiederum zur Entwicklung von Glukoseintoleranz und anderen metabolischen Störungen führen könnte (Suez et al., 2014).

Fazit

Während künstliche Süßstoffe eine interessante Alternative zu Zucker darstellen und in vielen Studien als sicher bewertet wurden, bleibt dennoch eine Reihe ungelöster Fragen und gesundheitlicher Bedenken bestehen. Es ist daher ratsam, den Konsum dieser Stoffe auf ein Minimum zu beschränken und möglichst auf natürliche Alternativen zurückzugreifen. Weitere Forschung ist notwendig, um die langfristigen Auswirkungen des Konsums künstlicher Süßstoffe vollständig zu verstehen.

In der nächsten Sektion werden wir eine eingehende Analyse über natürliche Süßstoffe und ihre gesundheitlichen Vorzüge sowie mögliche Risiken vornehmen.

Natürliche Zuckerersatzstoffe: Vorzüge und mögliche Risiken

Natürliche Zuckerersatzstoffe haben in den letzten Jahren erheblich an Popularität gewonnen, da viele gesundheitsbewusste Menschen nach Alternativen zu raffiniertem Zucker suchen. Diese natürlichen Süßungsmittel werden aus verschiedenen Pflanzen und Früchten gewonnen und bieten neben ihrem süßen Geschmack auch einige gesundheitliche Vorteile. Doch wie bei allem gibt es auch hier Änderungen zu beachten.

Stevia: Der süße Star aus Südamerika

Stevia, ein Süßstoff, der aus den Blättern der Stevia-Pflanze gewonnen wird, stammt ursprünglich aus Paraguay und Brasilien. Die indigenen Völker dieser Regionen nutzen Stevia seit Jahrhunderten aufgrund seiner intensiven Süße und gesundheitlichen Vorteile. Stevia ist bis zu 300 Mal süßer als Haushaltszucker und besitzt keine Kalorien, was es zu einer beliebten Wahl für Diabetiker und Menschen, die Gewicht verlieren möchten, macht.

Studien haben gezeigt, dass Stevia dabei helfen kann, den Blutzuckerspiegel zu stabilisieren. Eine Studie, veröffentlicht im „Journal of Medicinal Food", fand heraus, dass Stevia-Extrakte die Plasmaglukosekonzentration und die Insulinreaktion signifikant senken können (Gregersen, et. al, 2004). Weiterhin wurde in einigen Untersuchungen hervorgehoben, dass Stevia antioxidative Eigenschaften besitzt, die dabei helfen können, Zellen vor Schäden zu schützen.

Allerdings ist Stevia nicht frei von Kontroversen. Einige Menschen berichten von einem unangenehm bitteren oder lakritzartigen Nachgeschmack, der die Verwendung von Stevia einschränken kann. Zudem gibt es auch Berichte über Verdauungsbeschwerden bei übermäßigem Konsum. Die Europäische Behörde für Lebensmittelsicherheit (EFSA) und die United States Food and Drug Administration (FDA) haben Stevia jedoch als sicher eingestuft, solange es in moderaten Mengen konsumiert wird.

Xylit: Ein Favorit aus der Welt der Zuckeraustauschstoffe

Xylit, auch als Birkenzucker bekannt, ist ein Zuckeralkohol, der in vielen Obst- und Gemüsesorten vorkommt. Xylit wird häufig aus der Rinde von Birkenbäumen oder durch Fermentation bestimmter pflanzlicher Materialien hergestellt. Es besitzt etwa 40% weniger Kalorien als Haushaltszucker und hat nur einen geringen Einfluss auf den Blutzuckerspiegel, was es zu einer attraktiven Option für Diabetiker macht.

Ein bemerkenswerter Vorteil von Xylit ist seine positive Wirkung auf die Zahngesundheit. Studien zeigen, dass Xylit das Wachstum von Karies verursachenden Bakterien im Mund hemmt und dazu beitragen kann, das Risiko von

Zahnkaries zu reduzieren (Maguire & Rugg-Gunn, 2003). Tatsächlich setzt sich die American Dental Association (ADA) für die Verwendung von Xylit-haltigen Kaugummis als eines der Werkzeuge zur Förderung der Mundgesundheit ein.

Wie bei jedem Zuckeralkohol kann der übermäßige Konsum von Xylit jedoch zu Verdauungsproblemen wie Blähungen und Durchfall führen. Dies ist darauf zurückzuführen, dass Zuckeralkohole im Dickdarm langsamer abgebaut und fermentiert werden. Dennoch gilt Xylit als sicher und wird häufig in einer Vielzahl von Lebensmitteln und Medikamenten verwendet.

Erythrit: Der kalorienfreie Alleskönner

Erythrit ist ein weiterer Zuckeralkohol, der immer beliebter wird. Es kommt natürlich in einigen Früchten und fermentierten Lebensmitteln vor und wird meist durch die Fermentation von Glukose mit bestimmten Hefen hergestellt. Erythrit hat eine ähnliche Süße wie Zucker, aber keine Kalorien, was es besonders für Menschen attraktiv macht, die auf ihre Kalorienaufnahme achten.

Ein bedeutsamer Vorteil von Erythrit ist, dass es den Magen-Darm-Trakt nahezu unverdaut passiert und daher weit weniger wahrscheinlich Verdauungsbeschwerden verursacht als andere Zuckeralkohole. Eine Studie in „Regulatory Toxicology and Pharmacology" zeigte, dass Erythrit gut verträglich ist, ohne signifikante Nebenwirkungen bei hohen Dosen (Bornet, et. al, 1996).

Erythrit besitzt zudem antioxidative Eigenschaften, die zusätzlichen gesundheitlichen Nutzen bieten könnten. Allerdings wurde auch festgestellt, dass große Mengen Erythrit ein kühlendes Mundgefühl verursachen können, was nicht jedermanns Geschmack trifft.

Kokosblütenzucker: Der exotische Genuss

Kokosblütenzucker, gewonnen aus dem Nektar der Blüten der Kokospalme, ist ein natürlicher Zuckerersatz, der in Asien traditionell verwendet wird. Er besitzt eine niedrige glykämische Index (GI), was bedeutet, dass er den Blutzuckerspiegel langsamer ansteigen lässt als herkömmlicher Zucker. Dadurch wird er oft als gesündere Alternative für Menschen mit Blutzuckermanagementproblemen angesehen.

Kokosblütenzucker enthält geringe Mengen an Nährstoffen wie Eisen, Zink, Calcium und Kalium sowie einige

Antioxidantien. Trotz dieser Vorteile bleibt die Gesamtzuckermenge und der Kaloriengehalt jedoch ähnlich hoch wie bei Haushaltszucker. Folglich sollte der Konsum von Kokosblütenzucker ebenfalls in Maßen erfolgen.

Es gibt wenige spezifische Studien, die den gesundheitlichen Nutzen von Kokosblütenzucker detailliert erforschen. Seine Vorteile basieren größtenteils auf seinem niedrigeren glykämischen Index und dem Gehalt an Mikronährstoffen, jedoch sind diese in so geringen Mengen vorhanden, dass sie bei normalem Konsum vermutlich keinen signifikanten Einfluss auf die Gesundheit haben.

Beste Wahl oder Risikofaktor?

Zusammenfassend bieten natürliche Zuckerersatzstoffe viele Vorteile und können eine gesunde Ergänzung der Ernährung sein, insbesondere für Menschen, die Zucker reduzieren oder auf ihre Kalorienaufnahme achten möchten. Dennoch ist Vorsicht geboten. Jeder Süßstoff kann individuelle Reaktionen hervorrufen, und übermäßiger Konsum kann unerwünschte Nebenwirkungen haben.

Die Wahl des richtigen Zuckerersatzstoffes hängt von den persönlichen Vorlieben und gesundheitlichen Zielen ab. Für Menschen mit Diabetes kann Stevia eine hervorragende

Option sein, während Xylit und Erythrit ideal für diejenigen sind, die ihre Kalorienaufnahme reduzieren möchten, ohne auf Süße verzichten zu müssen. Kokosblütenzucker kann eine wohlschmeckende Alternative für diejenigen sein, die einen weniger verarbeiteten Zuckerersatz suchen, aber es sollte nicht als „freier Pass“ für Zuckerkonsum betrachtet werden.

Ziel bleibt es, den Gesamtkonsum an Süßungsmitteln - unabhängig davon, ob sie natürlich oder künstlich sind - auf ein moderates Maß zu beschränken und eine ausgewogene Ernährung zu fördern, die reich an natürlichen, unverarbeiteten Lebensmitteln ist. Schließlich ist die Reduktion des insgesamt süßen Geschmacks im Alltag ein wichtiger Schritt zu einer besseren Gesundheit.

„Egal welches Süßungsmittel – letztlich sollten wir alle weniger Süßes zu uns nehmen und die natürliche Süße von Früchten und Gemüse schätzen lernen.“ - Dr. Michael Greger, Autor von „How Not to Die“

Vergleich von Zuckerersatzstoffen: Nährwerte und Auswirkungen auf den Blutzuckerspiegel

In der heutigen Zeit, in der das Bewusstsein für eine gesunde Ernährung kontinuierlich wächst, suchen viele Menschen nach Alternativen zu herkömmlichem Haushaltszucker. Zuckerersatzstoffe versprechen eine süße Befriedigung ohne die negativen gesundheitlichen Folgen, die mit übermäßigem Zuckerkonsum verbunden sind. In diesem Abschnitt werfen wir einen detaillierten Blick auf verschiedene Zuckerersatzstoffe, vergleichen deren Nährwerte und untersuchen ihre Auswirkungen auf den Blutzuckerspiegel, um Ihnen eine gut informierte Entscheidung zu ermöglichen.

Stevia: Stevia ist ein natürlicher Süßstoff, der aus den Blättern der Stevia-Pflanze gewonnen wird. Steviolglykoside, die süßmachenden Komponenten von Stevia, haben eine Süßkraft, die bis zu 300-mal stärker als die von Haushaltszucker ist. Eine der herausragendsten Eigenschaften von Stevia ist, dass es nahezu kalorienfrei ist und den Blutzuckerspiegel nicht beeinflusst. Dies macht es zu einer attraktiven Option für Menschen mit Diabetes oder solche, die auf ihren Kalorienverbrauch achten.

Erythrit: Erythrit ist ein Zuckeralkohol, der natürlicherweise in kleinen Mengen in einigen Früchten und fermentierten Lebensmitteln vorkommt. Obwohl es etwa 70% der Süße von Zucker bietet, hat es nahezu keine Kalorien. Erythrit wird im Dünndarm absorbiert und größtenteils unverändert über den Urin ausgeschieden, was bedeutet, dass es den Blutzuckerspiegel nicht beeinflusst. Studien haben gezeigt, dass Erythrit gut verträglich ist und weniger Verdauungsprobleme verursacht als andere Zuckeralkohole wie Xylit und Sorbit.

Xylit: Xylit, ebenfalls ein Zuckeralkohol, ist etwa so süß wie Zucker und enthält etwa 2,4 Kalorien pro Gramm, was etwa 40% weniger Kalorien als Haushaltszucker bedeutet. Während Xylit den Blutzuckerspiegel weniger stark beeinflusst als Zucker, kann es bei übermäßigem Verzehr zu Verdauungsstörungen wie Blähungen und Durchfall führen. Es wird oft in Kaugummis und Zahnpflegeprodukten verwendet, da es nachweislich Zahnbelag reduziert und zur Prävention von Karies beitragen kann.

Aspartam: Aspartam ist ein weit verbreiteter, kalorienarmer künstlicher Süßstoff, der in vielen Diätgetränken und zuckerfreien Produkten verwendet wird. Es ist etwa 200-mal süßer als Zucker und aufgrund seiner intensiven

Süßkraft werden nur sehr geringe Mengen benötigt. Aspartam wird im Körper in seine Bestandteile - Asparaginsäure, Phenylalanin und Methanol - zerlegt, was es für Menschen mit der Erbkrankheit Phenylketonurie (PKU) ungeeignet macht. Aspartam hat keinen Einfluss auf den Blutzuckerspiegel, kann jedoch bei einigen Menschen Kopfschmerzen oder allergische Reaktionen auslösen.

Saccharin: Saccharin ist einer der ältesten künstlichen Süßstoffe und etwa 300-400 Mal süßer als Zucker. Da es nicht verstoffwechselt wird, liefert es keine Kalorien und hat keinen Einfluss auf den Blutzuckerspiegel. In den frühen 1970er Jahren gab es Bedenken hinsichtlich eines möglichen Zusammenhangs mit Blasenkrebs, besonders in Tierversuchen, jedoch wurden diese Bedenken durch nachfolgende Studien und Bewertungen durch Gesundheitsbehörden weitgehend ausgeräumt. Saccharin wird heute als sicherer Süßstoff für den menschlichen Verzehr angesehen, obwohl dessen bitterer Nachgeschmack nicht jedem zusagt.

Acesulfam-K: Dieser künstliche Süßstoff ist etwa 200-mal süßer als Zucker und wird oft in Kombination mit anderen Süßstoffen verwendet, um die Geschmackstreue zu verbessern. Acesulfam-K enthält keine Kalorien und wirkt sich nicht auf den Blutzuckerspiegel aus. Einige Studien haben gezeigt, dass dieser Süßstoff vom Körper schnell absorbiert und unverändert ausgeschieden wird, was seine Sicherheit unterstreicht. Dennoch bestehen weiterhin Debatten über mögliche langfristige gesundheitliche Auswirkungen, da Langzeitstudien noch begrenzt sind.

Sorbit: Sorbit ist ein weiterer Zuckeralkohol, der etwa 60% der Süßkraft von Zucker besitzt und etwa 2,6 Kalorien pro Gramm liefert. Es hat einen moderaten Einfluss auf den Blutzuckerspiegel und kann bei übermäßigem Verzehr abführend wirken. Sorbit kommt natürlich in vielen Früchten vor und wird häufig in zuckerfreien Bonbons, Kaugummis und Diät-Lebensmitteln verwendet. Da Sorbit langsamer als Zucker absorbiert wird, führt es zu einem geringeren Anstieg des Blutzuckerspiegels, was für Diabetiker vorteilhaft sein kann.

Zusammenfassend lässt sich sagen, dass Zuckerersatzstoffe eine vielfältige Auswahl an Vorteilen und potenziellen Risiken bieten. Während natürliche Süßstoffe wie Stevia und Erythrit für ihre minimalen Auswirkungen auf den Blutzuckerspiegel und ihre niedrige Kaloriendichte geschätzt werden, bieten künstliche Süßstoffe wie Aspartam und Acesulfam-K intensive Süße ohne Kalorien. Es ist jedoch wichtig, individuell zu prüfen, wie jeder Süßstoff auf Ihren Körper wirkt, und die Ernährung entsprechend anzupassen. Eine ausgewogene Ernährung und ein bewusster Umgang mit Süßstoffen können helfen, die gesundheitlichen Vorteile dieser Alternativen zu maximieren.

Strategien zur Zuckereduktion: Nachhaltig den Zuckerkonsum senken

Bewusste Einkaufsentscheidungen: Lesen und Verstehen von Lebensmitteletiketten

Der bewusste Einkauf von Lebensmitteln ist ein entscheidender Schritt, um den Zuckerkonsum nachhaltig zu reduzieren. Viele Menschen sind sich nicht bewusst, wie viel Zucker in den verarbeiteten Lebensmitteln steckt, die sie täglich konsumieren. Dieses Unterkapitel gibt Ihnen einen umfassenden Leitfaden, wie Sie Lebensmitteletiketten richtig lesen und verstehen können, um versteckte Zuckerquellen zu identifizieren und gesündere Entscheidungen zu treffen.

Zutatenliste: Der Schlüssel zum Erfolg

Die Zutatenliste eines Produkts ist der erste Anhaltspunkt, um versteckten Zucker zu identifizieren. Laut der Europäischen Lebensmittel-Sicherheitsbehörde (EFSA) müssen alle Zutaten in absteigender Reihenfolge ihres Gewichtsanteils aufgeführt werden. Das bedeutet, dass die Hauptbestandteile eines Produkts zuerst genannt werden. Wenn Zucker in verschiedenen Formen unter den ersten drei Platzierungen auftaucht, ist das ein Warnzeichen für einen hohen Zuckergehalt.

Häufig wird Zucker nicht nur als „Zucker" bezeichnet; es gibt mehr als 50 Namen für Zucker, die auf Lebensmitteletiketten verwendet werden können. Dazu gehören Fruktose, High-Fructose Corn Syrup, Maltose, Dextrose, Saccharose und viele mehr. Ein hilfreicher Tipp ist, nach Begriffen zu suchen, die auf „-ose" enden oder das Wort „Sirup" enthalten.

Nährwerttabelle: Die Fakten auf einen Blick

Die Nährwerttabelle bietet eine klare Übersicht über den Nährstoffgehalt eines Produkts. Ein wichtiger Wert für die Zuckerreduzierung ist die Menge an „Zucker" oder „davon Zucker" unter den Kohlenhydraten. Achten Sie auf den Unterschied zwischen natürlichen und hinzugefügten Zuckern. Während natürlicher Zucker in Obst und Milchprodukten weniger besorgniserregend ist, können große Mengen an zugesetztem Zucker schädlich sein.

Nach den Richtlinien der Weltgesundheitsorganisation (WHO) sollte die tägliche Aufnahme von freien Zuckern bei Erwachsenen und Kindern weniger als 10 % der gesamten Energieaufnahme betragen. Dies entspricht etwa acht Teelöffeln Zucker pro Tag für einen durchschnittlichen Erwachsenen. Idealerweise sollte die Aufnahme auf weniger als 5 % reduziert werden, um zusätzliche gesundheitliche Vorteile zu erzielen.

Versteckte Zuckerquellen: Was Ihnen auf den ersten Blick entgeht

Verarbeitete Lebensmittel enthalten oft überraschende Mengen an Zucker, selbst wenn sie nicht süß schmecken. Produkte wie Brot, Ketchup, Salatdressings und Fertigsaucen können Zucker enthalten. Ein klassisches Beispiel ist Joghurt: Viele aromatisierte Joghurts, die als gesund beworben werden, enthalten Zucker in Mengen, die einem Schokoriegel entsprechen.

Ein weiteres Beispiel sind sogenannte „Light"-Produkte, die als gesündere Alternativen vermarktet werden. Diese enthalten oft weniger Fett, aber dafür mehr Zucker, um den Geschmack zu verbessern. Das Lesen der gesamten

Produktkennzeichnung ist daher unerlässlich, um nicht auf irreführende Marketingversprechen hereinzufallen.

Grenzwerte und Empfehlungen: Wie viel Zucker ist zu viel?

Es ist hilfreich, sich an den empfohlenen Tageswerten zu orientieren, um den Zuckerkonsum zu kontrollieren. Die WHO empfiehlt maximal 25 Gramm (etwa sechs Teelöffel) Zucker pro Tag für Kinder und maximal 50 Gramm (etwa zwölf Teelöffel) Zucker für Erwachsene. Diese empfohlene Menge kann schnell durch versteckte Zuckerquellen überschritten werden.

Einen guten Überblick erhalten Sie, indem Sie die prozentuale Tageswertanzeige (%DV) auf Lebensmitteletiketten nutzen. Mit dieser Information können Sie schnell einschätzen, wie viel Zucker eine Portion des Produkts im Verhältnis zur empfohlenen Gesamtmenge pro Tag enthält.

Praktische Tipps: So werden Sie zum bewussten Einkaufsprofi

- Erstellen Sie vor dem Einkauf eine Liste und planen Sie Ihre Mahlzeiten im Voraus. Dies vermindert impulsiven Käufen von zuckerreichen Snacks und Fertigprodukten.

- Kaufen Sie möglichst unverarbeitete Lebensmittel wie frisches Obst, Gemüse, Vollkornprodukte und ungesüßte Milchprodukte.
- Seien Sie skeptisch bei Produkten, die „naturbelassen“, „gesund“ oder „biologisch“ angepriesen werden. Auch diese können erhebliche Mengen an Zucker enthalten.
- Bereiten Sie Mahlzeiten und Snacks selbst zu, um die Kontrolle über die verwendeten Zutaten zu behalten.
- Vermeiden Sie gezuckerte Getränke wie Softdrinks und Fruchtsäfte. Entscheiden Sie sich für Wasser, ungesüßten Tee oder selbstgemachte Smoothies ohne Zusatz von Zucker.

Der erste Schritt zu einem bewussteren Zuckerkonsum ist das fundierte Verständnis der Produktkennzeichnungen. Mit diesen einfachen, aber effektiven Techniken können Sie versteckten Zuckerquellen aus dem Weg gehen und gesündere Einkaufsentscheidungen treffen.

Indem Sie Lebensmitteletiketten sorgfältig lesen und interpretieren, können Sie schrittweise Ihre Zuckereinnahme reduzieren und signifikante Vorteile für Ihre Gesundheit erzielen. Sie werden erstaunt sein, wie kleine Veränderungen in Ihren Einkaufsgewohnheiten zu einem nachhaltigeren und gesünderen Lebensstil führen können.

Gesunde Alternativen: Nährstoffreiche Zuckerersatzstoffe und deren Verwendung

Die Suche nach gesünderen Alternativen zu raffiniertem Zucker führt schnell zu einem breiten Spektrum natürlicher und künstlicher Zuckerersatzstoffe. Diese Stoffe bieten nicht nur die Möglichkeit, die negativen gesundheitlichen Auswirkungen des Zuckerkonsums zu mindern, sondern auch den Genuss von Süße beizubehalten, ohne dabei auf leere Kalorien angewiesen zu sein. Im Folgenden werden wir eine Vielzahl von nährstoffreichen Zuckerersatzstoffen untersuchen, ihre gesundheitlichen Vorteile beleuchten und praktische Anwendungsmöglichkeiten erläutern.

Stevia: Die Kraft der Steviapflanze nutzen

Stevia, gewonnen aus den Blättern der Stevia rebaudiana-Pflanze, ist ein natürlicher Süßstoff, der bis zu 200-300 Mal süßer als Zucker ist, jedoch keine Kalorien enthält. Studien haben gezeigt, dass Stevia den Blutzuckerspiegel nicht beeinflusst und daher besonders für Diabetiker geeignet ist (Koyama et al., 2003). Stevia kann in Pulver- oder flüssiger

Form zum Süßen von Getränken, Desserts und Backwaren verwendet werden. Beim Backen ist es jedoch wichtig, daran zu denken, dass Stevia oft nicht 1:1 wie Zucker ersetzt werden kann, weshalb angepasste Rezepte oder zusätzliche Volumen-Zutaten, wie Apfelmus oder Joghurt, erforderlich sind.

Erythritol: Ein zahnfreundlicher Zuckeralkohol

Erythritol ist ein Zuckeralkohol, der in vielen Früchten natürlich vorkommt und durch Fermentation von Glukose hergestellt wird. Es hat etwa 60-70 % der Süße von Zucker, enthält aber fast keine Kalorien. Eine der bemerkenswertesten Eigenschaften von Erythritol ist, dass es die Zähne nicht schädigt und sogar vor Karies schützt (Makinen et al., 2001). Es hat zudem einen minimalen Einfluss auf den Blutzuckerspiegel und verursacht keine Magenbeschwerden wie andere Zuckeralkohole. Erythritol kann in Backwaren, Getränken und Desserts verwendet werden und ist eine ausgezeichnete Wahl für diejenigen, die nach einer kalorienarmen und zahnfreundlichen Alternative suchen.

Kokosblütenzucker: Der mineralienreiche Ersatz

Kokosblütenzucker wird aus dem Saft der Blütenknospen der Kokospalme gewonnen und ist bekannt für seinen niedrigen glykämischen Index (GI), der bei etwa 35 liegt, verglichen mit 68 bei normalem Zucker (Friedman, 2018). Dieser niedrige GI bedeutet, dass Kokosblütenzucker den Blutzuckerspiegel langsamer ansteigen lässt. Darüber hinaus enthält Kokosblütenzucker wichtige Mineralien wie Eisen, Zink, Kalzium und Kalium sowie präbiotische Ballaststoffe. Aufgrund seiner karamellähnlichen Geschmack ist er vielseitig einsetzbar und kann direkt 1:1 als Zuckeraustauschstoff in Rezepten verwendet werden.

Xylitol: Ein weiterer zahnfreundlicher Zuckeralkohol

Xylitol, ein weiterer Zuckeralkohol, der in vielen Früchten und Gemüsen vorkommt, ist nahezu kalorienfrei und hat 40 % weniger Kalorien als Zucker. Es wird häufig in Kaugummis und Zahnpflegeprodukten verwendet, weil es die Mundgesundheit unterstützt und Karies verhindert (Maguire et al., 2003). Xylitol kann in vielen Rezepte 1:1 als Zuckeraustauschstoff verwendet werden, allerdings ist es wichtig zu beachten, dass es für manche Menschen bei übermäßigem Verzehr abführend wirken kann. Daher sollte man schrittweise die Menge erhöhen, um den Körper daran zu gewöhnen.

Ahornsirup: Ein natürlicher Süßstoff mit Antioxidantien

Ahornsirup wird aus dem Saft von Ahornbäumen gewonnen und ist reich an Antioxidantien sowie Mineralien wie

Mangan und Zink. Diese Antioxidantien helfen, den oxidativen Stress im Körper zu reduzieren, welcher mit zahlreichen chronischen Krankheiten in Verbindung gebracht wird (Li et al., 2011). Obwohl Ahornsirup eine höhere Kaloriendichte als einige andere Zuckerersatzstoffe hat, bietet er dennoch gesundheitliche Vorteile, die den glykämischen Effekt abmildern. Ahornsirup eignet sich hervorragend zum Süßen von Pfannkuchen, Müsli und als Zutat in Kuchen oder Muffins.

Datteln und Dattelsirup: Die Frucht des Lebens

Datteln sind natürliche Süßmacher, die reich an Ballaststoffen, Vitaminen und Mineralstoffen sind. Ihr hoher Fasergehalt unterstützt die Verdauung und hilft, den Blutzucker stabil zu halten. Dattelsirup, der aus Dattelpüree hergestellt wird, hat ähnliche gesundheitliche Vorteile und kann in vielen Rezepten als süße Zutat verwendet werden. Mit ihrem natürlichen Karamellgeschmack sind Datteln und Dattelsirup ideale Zutaten für Smoothies, Energieriegel und Backwaren.

Die Aufklärung über verschiedene Zuckerersatzstoffe und ihre Verwendungsmöglichkeiten ist entscheidend, um nachhaltige Veränderungen im Zuckerkonsum zu erzielen.

Indem man nährstoffreiche und gesundheitlich vorteilhafte Alternativen in die tägliche Ernährung integriert, kann man nicht nur den Zuckerkonsum effektiv reduzieren, sondern auch von den zusätzlichen positiven gesundheitlichen Effekten dieser natürlichen Süßstoffe profitieren.

Abschließend ist zu sagen: Während es keine „eine Größe passt für alle"-Lösung gibt, bietet die Vielfalt der verfügbaren gesunden Zuckerersatzstoffe zahlreiche Möglichkeiten, den individuellen Bedürfnissen und Geschmacksvorlieben gerecht zu werden. Ob Stevia, Xylitol, Erythritol oder Kokosblütenzucker - jeder dieser Zuckerersatzstoffe hat seine eigenen einzigartigen Vorteile und kann dabei helfen, den Zuckerkonsum wirksam und auf nachhaltige Weise zu reduzieren.

Mahlzeitenplanung: Zuckerarme Rezepte und Essensvorbereitung für den Alltag

Die sorgfältige Planung Ihrer Mahlzeiten kann ein bedeutender erster Schritt sein, um den Zuckerkonsum erfolgreich zu reduzieren. Indem Sie gezielt zuckerarme Rezepte auswählen und Ihre Speisen im Voraus zubereiten, können Sie sowohl Ihre Ernährung als auch Ihre Gesundheit positiv beeinflussen. In diesem Unterkapitel werden wir differenziert auf die Methoden der Mahlzeitenplanung eingehen, hilfreiche Tipps für die Zuckerreduktion im Alltag geben und eine Auswahl an schmackhaften Rezeptideen vorstellen.

Warum Mahlzeitenplanung? Die Vorteile auf einen Blick

Mahlzeitenplanung bringt eine Reihe von Vorteilen mit sich, die weit über die bloße Reduktion von Zucker hinausgehen. Eine durchdachte Planung Ihrer Mahlzeiten kann helfen, unnötige Kalorien zu vermeiden, Geld zu sparen und Stress abzubauen. Ein gut durchdachter Essensplan verhindert spontane und oft ungesunde Essensentscheidungen und ermöglicht es Ihnen, bewusster und gesünder zu essen. Eine Studie der American Journal of Preventive Medicine zeigt, dass Personen, die regelmäßig ihre Mahlzeiten planen, eine höhere Ernährungsqualität und ein geringeres Risiko für Fettleibigkeit aufweisen (Adams et al. 2015).

Die Grundlagen der Mahlzeitenplanung

Der erste Schritt zu einer erfolgreichen Mahlzeitenplanung besteht darin, sich ein klares Ziel zu setzen. Möchten Sie gezielt Zucker reduzieren oder Ihre gesamte Ernährungsweise verbessern? Sobald Sie Ihr Ziel definiert haben, können Sie sich daran machen, einen Wochenplan zu erstellen. Hier sind einige grundlegende Schritte:

- *Erstellen Sie einen Wochenmenüplan:* Planen Sie alle Mahlzeiten und Snacks für die Woche im Voraus. Achten Sie darauf, dass jede Mahlzeit ausgewogen ist und reich an Nährstoffen ist.
- *Erstellen Sie eine Einkaufsliste:* Basierend auf Ihrem Menüplan erstellen Sie eine Einkaufsliste. Dies hilft Ihnen, Versuchungen im Supermarkt zu vermeiden und sicherzustellen, dass Sie alle notwendigen Zutaten parat haben.
- *Bereiten Sie Zutaten im Voraus vor:* Waschen und schneiden Sie Gemüse, marinieren Sie Fleisch oder bereiten Sie ganze Mahlzeiten im Voraus zu. Dies spart Zeit und erleichtert es Ihnen, gesunde Lebensmittel zu wählen.

Zuckerarme Rezepte für den Alltag

Eine der besten Methoden, Zucker zu reduzieren, besteht darin, eigene Mahlzeiten zuzubereiten und dabei bewusst auf zuckerarme oder zuckerfreie Zutaten zu setzen. Hier sind einige beispielhafte Rezepte, die zeigen, wie schmackhafte und dennoch zuckerarme Mahlzeiten zubereitet werden können:

Frühstück: Haferflocken mit Beeren und Nüssen

Zutaten:
- 1 Tasse Haferflocken
- 2 Tassen Wasser oder ungesüßte Pflanzenmilch
- 1/2 Tasse frische oder gefrorene Beeren
- 1 EL gehackte Nüsse
- Eine Prise Zimt

Zubereitung: Kochen Sie die Haferflocken in Wasser oder Pflanzenmilch, bis sie weich sind. Rühren Sie die Beeren und Nüsse ein und würzen Sie mit einer Prise Zimt. Genießen Sie dieses nährstoffreiche Frühstück ohne zugesetzten Zucker.

Mittagessen: Quinoasalat mit Gemüse

Zutaten:
- 1 Tasse gekochtes Quinoa
- 1 Tasse Kichererbsen
- 1 Gurke, gewürfelt
- 1 Paprika, gewürfelt
- 1/2 Tasse Kirschtomaten, halbiert
- 2 EL Olivenöl
- Saft einer Zitrone
- Salz und Pfeffer nach Geschmack

- Frische Kräuter (z.B. Petersilie oder Koriander)

Zubereitung: Mischen Sie alle Zutaten in einer großen Schüssel und schmecken Sie den Salat mit Olivenöl, Zitronensaft, Salz und Pfeffer ab. Fügen Sie frische Kräuter für zusätzlichen Geschmack hinzu.

Abendessen: Gebratener Lachs mit Broccoli

Zutaten:
- 2 Lachsfilets
- 1 Broccoli, in Röschen geteilt
- 1 EL Olivenöl
- Saft einer halben Zitrone
- Salz und Pfeffer nach Geschmack

Zubereitung: Erhitzen Sie das Olivenöl in einer Pfanne und braten Sie die Lachsfilets ca. 4-5 Minuten auf jeder Seite, bis sie durchgegart sind. Blanchieren Sie den Broccoli in kochendem Wasser für 3 Minuten und würzen Sie ihn mit Zitronensaft, Salz und Pfeffer. Servieren Sie den gebratenen Lachs zusammen mit dem Broccoli.

Snacks und Desserts

Zuckerarme Snacks und Desserts bieten ebenfalls zahlreiche Möglichkeiten, den Süßhunger zu stillen, ohne dabei zu übertreiben:

- *Erdnussbutter-Bananen-Häppchen:* Schneiden Sie eine Banane in Scheiben und bestreichen Sie sie mit einer kleinen Menge Erdnussbutter. Dies ist ein perfekter Snack für zwischendurch.
- *Selbstgemachte Müsliriegel:* Mischen Sie Haferflocken, Nüsse, Samen und etwas Ahornsirup oder Honig. Backen Sie die Masse, lassen Sie sie abkühlen und schneiden Sie sie in Riegel.
- *Gefrorene Joghurtbeeren:* Tauchen Sie frische Beeren in ungesüßten Joghurt und frieren Sie sie ein. Ein erfrischender und zuckerarmer Genuss.

Tipps für die Umsetzung im Alltag

Die Umsetzung einer zuckerarmen Ernährung im Alltag kann herausfordernd sein, aber mit diesen Tipps wird es Ihnen leichter fallen:

- *Lesen Sie Lebensmitteletiketten:* Beachten Sie die Zutatenliste und Nährwertangaben, um versteckten Zucker in verarbeiteten Lebensmitteln zu erkennen.
- *Experimentieren Sie mit Gewürzen:* Verwenden Sie Gewürze und Kräuter, um den Geschmack Ihrer

Gerichte zu verbessern, ohne Zucker hinzuzufügen.

- *Setzen Sie auf natürliche Süße:* Nutzen Sie Obst als natürliche Süßungsmittel in Desserts und Snacks.
- *Seien Sie geduldig:* Der Übergang zu einer zuckerarmen Ernährung erfordert Zeit und Geduld. Geben Sie sich und Ihrem Körper Zeit, sich an die Veränderungen zu gewöhnen.

Die Planung und Vorbereitung zuckerarmer Mahlzeiten kann Ihnen helfen, langfristig gesündere Essgewohnheiten zu entwickeln und Ihr Risiko für zuckerbedingte Gesundheitsprobleme erheblich zu reduzieren. Mit der richtigen Strategie und ein wenig Kreativität können auch Sie lernen, schmackhafte und nährstoffreiche Mahlzeiten ohne übermäßigen Zuckergehalt zu genießen.

Der Weg zur Zuckerfreiheit: Erfolgreiche Lebensstiländerungen und schmackhafte Alternativen

Gesunde Ernährungsgewohnheiten entwickeln: Tipps und Tricks für den Alltag

Im heutigen schnelllebigen Alltag ist es leichter denn je, auf ungesunde Ernährungsgewohnheiten zu verfallen. Fast Food, zuckerhaltige Snacks und stark verarbeitete Lebensmittel sind überall verfügbar und oft auch verlockend verpackt. Doch für eine gesündere Zukunft ist es unerlässlich, sich bewusstere und nährstoffreichere Ernährungsgewohnheiten anzueignen. In diesem Unterkapitel werden wir Ihnen einige nützliche Tipps und Tricks vorstellen, wie Sie gesunde Ernährungsgewohnheiten entwickeln und in Ihren Alltag integrieren können, um Ihren Zuckerkonsum erfolgreich zu reduzieren.

Planen Sie Ihre Mahlzeiten bewusst

Eine der effektivsten Methoden, um eine gesunde Ernährung zu gewährleisten, besteht darin, Ihre Mahlzeiten im Voraus zu planen. Ein gut durchdachter Ernährungsplan hilft nicht nur dabei, den Überblick über die Nährstoffzufuhr zu behalten, sondern minimiert auch die Versuchung, impulsiv nach zuckerreichen Snacks zu greifen. Nehmen Sie sich am Wochenende oder zu Beginn der Woche etwas Zeit, um Ihre Mahlzeiten zu planen und eine Einkaufsliste zu erstellen. Achten Sie dabei darauf, frische, unverarbeitete Lebensmittel zu bevorzugen.

Bewusst einkaufen gehen

Einkaufen ist ein entscheidender Schritt zur Umsetzung gesunder Ernährungsgewohnheiten. Lesen Sie die Etiketten der Produkte sorgfältig und achten Sie auf versteckte Zuckerquellen. Verzichten Sie weitgehend auf verarbeitete Lebensmittel und greifen Sie stattdessen zu frischem Obst, Gemüse, Vollkornprodukten, mageren Proteinen und gesunden Fetten. Versuchen Sie, den Großteil Ihrer Einkäufe in den äußeren Bereichen des Supermarkts zu erledigen, da diese typischerweise die frischesten Lebensmittel wie Obst, Gemüse, Fleisch und Milchprodukte enthalten.

Regelmäßige Mahlzeiten und gesunde Snacks

Regelmäßige Mahlzeiten helfen, den Blutzuckerspiegel stabil zu halten und Heißhungerattacken zu vermeiden. Achten Sie darauf, ausgewogene Mahlzeiten einzunehmen, die eine gute Kombination aus Proteinen, Fetten und Kohlenhydraten bieten. Zwischenmahlzeiten sind eine großartige Möglichkeit, den Blutzuckerspiegel konstant zu halten und den täglichen Nährstoffbedarf zu decken. Gesunde Snacks wie Nüsse, Samen, griechischer Joghurt, Gemüse-Sticks mit Hummus oder eine Handvoll Beeren sind optimale Alternativen zu zuckerreichen Snacks.

Trinken Sie ausreichend Wasser

Oft wird Durst mit Hunger verwechselt, was zu ungewollten Kalorienaufnahmen führen kann. Stellen Sie sicher, dass Sie über den Tag verteilt ausreichend Wasser trinken. Wasser hilft nicht nur, den Körper zu hydrieren, sondern kann auch das Sättigungsgefühl unterstützen. Vermeiden Sie zuckerhaltige Getränke wie Limonaden oder gesüßte Fruchtsäfte, die versteckte Zuckerquellen sein können. Ein Spritzer Zitrone oder ein paar frische Beeren im Wasser können eine geschmackvolle und gesunde Alternative zu zuckerhaltigen Getränken sein.

Gesunde Alternativen entdecken

Um langfristig gesunde Ernährungsgewohnheiten zu entwickeln, ist es wichtig, genussvolle und dennoch gesündere Alternativen zu finden. Anstelle von zuckerreichen Desserts können Sie beispielsweise auf natürliche Süßungsmittel wie Honig oder Ahornsirup setzen oder frisches Obst genießen, das von Natur aus süß und nährstoffreich ist. Backen Sie Ihre eigenen Süßigkeiten und Desserts und experimentieren Sie mit Zuckerersatzstoffen wie Erythrit, Xylit oder Stevia, die den Blutzuckerspiegel nicht negativ beeinflussen.

Bewusste Essensentscheidungen treffen

Ein entscheidender Schritt hin zu gesünderen Ernährungsgewohnheiten ist das Bewusstsein für die eigenen Essensentscheidungen. Nehmen Sie sich Zeit zum Essen und genießen Sie jede Mahlzeit bewusst. Vermeiden Sie es, nebenbei vor dem Fernseher oder am Computer zu essen. Achten Sie darauf, wie verschiedene Lebensmittel Ihnen Energie und Wohlbefinden geben. Hören Sie auf die Signale Ihres Körpers und essen Sie, wenn Sie hungrig sind und hören Sie auf, wenn Sie satt sind.

Support und Motivation

Veränderungen bei den Ernährungsgewohnheiten lassen sich oft leichter umsetzen, wenn Sie Unterstützung und Motivation von Familie oder Freunden haben. Tauschen Sie Rezepte aus, kochen Sie gemeinsam oder führen Sie einen gesunden Wettbewerb, wer die meisten gesunden Mahlzeiten in einer Woche kocht. Eine Gemeinschaft kann motivierend sein und Ihnen helfen, Ihre Ziele zu erreichen.

Gesunde Ernährungsgewohnheiten zu entwickeln, erfordert Zeit und Geduld, aber die positiven Auswirkungen auf Ihre Gesundheit und Ihr Wohlbefinden sind es absolut wert. Mit bewusster Planung, gesunden Alternativen und der richtigen Unterstützung können Sie Ihren Zuckerkonsum erfolgreich reduzieren und eine nachhaltige, gesunde Ernährungsweise in Ihren Alltag integrieren.

Natürliche Süßungsmittel nutzen: Gesunde Alternativen zu Raffinadezucker

Die Suche nach gesunden Alternativen zu raffiniertem Zucker hat in den letzten Jahren erheblich an Bedeutung gewonnen. Natürliche Süßungsmittel bieten nicht nur eine Möglichkeit, unseren Zuckerkonsum zu reduzieren, sondern können auch zusätzliche gesundheitliche Vorteile mit sich bringen. In diesem Unterkapitel werden wir verschiedene natürliche Süßungsmittel detailliert untersuchen, ihre Vor- und Nachteile abwägen und Tipps zur praktischen Anwendung in der Küche geben.

Honig: Das flüssige Gold

Honig ist eines der ältesten bekannten Süßungsmittel und wird seit Jahrtausenden sowohl als Lebensmittel als auch als Heilmittel verwendet. Er besteht hauptsächlich aus Fruktose und Glukose, enthält aber auch Vitamine, Mineralstoffe und Antioxidantien. Die gesundheitlichen Vorteile von Honig sind gut dokumentiert. So fanden Studien heraus, dass Honig entzündungshemmende und antibakterielle Eigenschaften besitzt (*Al-Waili, N.S. et al., 2012*).

Beim Kauf von Honig ist es wichtig, auf die Qualität zu achten. Rohhonig, der minimal verarbeitet ist, enthält mehr Nährstoffe als stark erhitzter oder gefilterter Honig. In der Küche kann Honig vielseitig verwendet werden, beispielsweise als Süßungsmittel für Tee, Joghurt oder Dressings. Beachten Sie jedoch, dass Honig eine höhere Süßkraft als Zucker hat, und daher in kleineren Mengen verwendet werden sollte.

Ahornsirup: Die süße Essenz der Natur

Ahornsirup ist ein weiteres natürliches Süßungsmittel, das aus dem Saft des Zuckerahorns gewonnen wird. Er enthält neben Zucker auch eine Reihe von Antioxidantien sowie Mineralstoffe wie Mangan und Zink (*Li, L. et al., 2011*). Der Geschmack von Ahornsirup ist einzigartig und vielseitig in der Küche einsetzbar, beispielsweise auf Pfannkuchen, in Backwaren oder als Zutat in Marinaden.

Beim Kauf von Ahornsirup sollten Sie darauf achten, eine möglichst reine Version ohne Zusatzstoffe zu wählen. Ahornsirup der Klasse A ist heller und milder im Geschmack, während Klasse B dunkler und intensiver ist. Beide Varianten können je nach Bedarf und Geschmack eingesetzt werden.

Datteln und Dattelsirup: Die süße Frucht des Orients

Datteln sind von Natur aus süß und reich an Ballaststoffen, Vitaminen und Mineralstoffen. Sie enthalten zudem Antioxidantien, die zur Reduktion von Entzündungen beitragen können (*Baliga, M.S. et al., 2011*). Dattelsirup ist ein konzentrierter Süßstoff, der aus Datteln hergestellt wird und sich durch seine Karamell-ähnliche Süße auszeichnet.

Die Verwendung von Datteln oder Dattelsirup in der Küche ist vielseitig. Man kann Dattelsirup als Süßungsmittel in Smoothies, Desserts oder Saucen verwenden. Auch das Einweichen und Pürieren von Datteln ergibt eine Paste, die als Zuckerersatz in Backrezepten eingesetzt werden kann.

Kokosblütenzucker: Die exotische Zuckeralternative

Kokosblütenzucker wird aus dem Saft der Blütenknospen der Kokospalme hergestellt. Er hat einen niedrigeren glykämischen Index als herkömmlicher Zucker, was bedeutet, dass er den Blutzuckerspiegel langsamer ansteigen lässt (*Philippines' Food and Nutrition Research Institute, 2007*). Zusätzlich enthält er einige Nährstoffe wie Eisen, Zink, Kalium und B-Vitamine.

Kokosblütenzucker hat einen leicht karamelligen Geschmack und kann in den meisten Rezepten 1:1 gegen raffinierten Zucker ausgetauscht werden. Er ist eine großartige Option für diejenigen, die den Geschmack und die Textur von Zucker in ihren Rezepten beibehalten möchten, aber nach einer gesünderen Alternative suchen.

Stevia: Die kalorienfreie Pflanze

Stevia ist eine aus Südamerika stammende Pflanze, deren Blätter eine intensive Süßkraft besitzen. Der Geschmack von Stevia wird durch Steviol-Glykoside verursacht, die jedoch kaum Kalorien enthalten. Studien haben gezeigt, dass Stevia den Blutzuckerspiegel nicht beeinflusst und für Diabetiker geeignet ist (*Fitch, C. et al., 2012*).

Stevia ist in verschiedenen Formen erhältlich, darunter Pulver, Flüssigkeit und Tabletten. Es ist wesentlich süßer als Zucker, daher sollte es in sehr geringen Mengen verwendet werden. In Rezepten ist es wichtig, die Umrechnungsempfehlungen zu beachten, um die gewünschte Süße zu erzielen, ohne dass der Geschmack zu intensiv wird.

Erythrit und Xylit: Zuckeralkohole als Alternative

Erythrit und Xylit sind Zuckeralkohole, die natürlicherweise in kleinen Mengen in bestimmten Früchten und Gemüsesorten vorkommen. Sie sind kalorienärmer als Zucker und haben einen geringeren Einfluss auf den Blutzuckerspiegel. Ein weiterer Vorteil von Erythrit ist, dass es nahezu keine Kalorien enthält (*Grembecka, M., 2015*).

Beide Süßungsmittel können in vielfältigen Rezepten verwendet werden und sind besonders in der Low-Carb-Küche beliebt. Xylit hat etwa 70% der Süßkraft von Zucker, während Erythrit etwa 60-70% der Süßkraft besitzt. Beim Backen mit Zuckeralkoholen sollten Sie jedoch beachten, dass sie in großen Mengen abführend wirken können und daher mit Vorsicht verwendet werden sollten.

Zusammengefasst bieten natürliche Süßungsmittel eine Vielzahl gesunder Alternativen zu raffiniertem Zucker. Indem Sie diese in Ihre Ernährung integrieren, können Sie nicht nur Ihren Zuckerkonsum reduzieren, sondern auch von den zusätzlichen gesundheitlichen Vorteilen profitieren. Experimentieren Sie in Ihrer Küche mit diesen natürlichen Süßungsmitteln und entdecken Sie neue, schmackhafte Möglichkeiten, Ihre Speisen zu süßen.

Meal-Prep und Rezeptideen: Leckere und zuckerfreie Gerichte für jeden Tag

Die Vorbereitung von Mahlzeiten im Voraus, auch bekannt als Meal-Prep, ist eine hervorragende Strategie, um eine zuckerfreie Ernährung im Alltag zu integrieren. Indem man sich bewusst Zeit nimmt, um gesunde, zuckerfreie Gerichte vorzubereiten, kann man nicht nur die Versuchung umgehen, zu zuckerreichen Snacks zu greifen, sondern auch Zeit und Geld sparen.

Ein typischer Arbeitsalltag hinterlässt oft wenig Raum für ausgewogene und bedachte Essensentscheidungen. Deshalb ist es entscheidend, im Voraus zu planen. Beginnen wir mit einigen grundlegenden Tipps zum Meal-Prep, bevor wir zu spezifischen Rezeptideen übergehen.

Grundlagen des erfolgreichen Meal-Preps

1. Planung ist der Schlüssel

Eine erfolgreiche Mahlzeitenplanung beginnt mit einer eingehenden Überlegung darüber, welche Gerichte gut zu Ihrem Lebensstil und Ihren Vorlieben passen. Überlegen Sie, welche Mahlzeiten sich gut vorbereiten und lagern lassen. Nutzen Sie dabei auch saisonale und frische Zutaten, um den besten Geschmack und die höchsten Nährwerte zu erzielen. Ein Wochenplan kann helfen, die nötigen Schritte strukturiert und übersichtlich zu arrangieren.

2. Die richtige Ausrüstung

Die Wahl der richtigen Behälter spielt eine große Rolle beim Meal-Prep. Empfohlen werden Behälter aus Glas, Edelstahl oder BPA-freiem Kunststoff, die gut verschließen und in denen die Lebensmittel frisch bleiben. Die Aufteilung in einzelne Portionen hilft, die Mahlzeiten einfach zugänglich und übersichtlich zu halten.

3. Einmal kochen, mehrmals essen

Optimieren Sie Ihre Zeit in der Küche, indem Sie größere Portionen kochen. Gerichte wie Eintöpfe, Aufläufe und Suppen lassen sich hervorragend in großen Mengen zubereiten und portionsweise einfrieren. Dieser Ansatz minimiert den täglichen Kochaufwand und maximiert die Konsistenz Ihrer zuckerfreien Ernährung.

Rezeptideen für zuckerfreie Mahlzeiten

Frühstück: Chia-Samen Pudding

Chia-Samen sind eine protein- und ballaststoffreiche Grundlage für ein gesundes, zuckerfreies Frühstück. Mischen Sie 3 Esslöffel Chia-Samen mit 200 ml ungesüßter Mandelmilch und lassen Sie die Mischung über Nacht im Kühlschrank ziehen. Am Morgen können Sie den Pudding mit frischen Beeren und einer Prise Zimt verfeinern. Dieses Frühstück hält lange satt und liefert wichtige Nährstoffe.

Mittagessen: Quinoa-Salat mit Avocado und Kichererbsen

Einen leckeren und nahrhaften Salat kann man leicht am Wochenende vorbereiten und über die Woche verteilt essen. Kochen Sie Quinoa gemäß der Packungsanweisung und lassen Sie es abkühlen. Mixen Sie es mit Kichererbsen, gewürfelten Avocados, gehackten Tomaten, Gurken und roten Zwiebeln. Ein Dressing aus Olivenöl, Zitronensaft, Salz und Pfeffer rundet den Salat ab. Dieser Salat ist nicht nur reich an Ballaststoffen, sondern auch vollständig zuckerfrei.

Snack: Gemüsesticks mit Hummus

Snacks müssen nicht zwingend zuckerreich sein. Bereiten Sie sich frische Gemüsesticks aus Karotten, Paprika und Gurken vor und lagern Sie diese in der Kühlschrank. Kombiniert mit selbstgemachtem Hummus aus Kichererbsen, Tahini, Knoblauch, Zitronensaft und Kreuzkümmel haben Sie einen nährstoffreichen Snack stets griffbereit.

Abendessen: Ofengemüse mit Kräuterquark

Ein einfaches und sättigendes Abendessen ist Ofengemüse. Verwenden Sie Gemüse wie Süßkartoffeln, Brokkoli, Blumenkohl und Zucchini, die Sie in Würfel schneiden, mit etwas Olivenöl beträufeln und auf einem Backblech verteilen. Würzen Sie das Gemüse nach Geschmack und backen Sie es bei 200 Grad Celsius etwa 25-30 Minuten. Serviert mit einem Kräuterquark aus Magerquark, frischen Kräutern und einem Spritzer Zitronensaft entsteht eine volle Mahlzeit, die bestens schmeckt und zuckerfrei ist.

Dessert: Bananen-Eis

Auch wenn Sie auf Zucker verzichten, müssen Sie nicht auf süße Nachspeisen verzichten. Für ein einfaches Bananen-Eis schneiden Sie reife Bananen in Scheiben und frieren sie ein. Nach etwa zwei Stunden geben Sie die gefrorenen Bananen in einen Mixer und pürieren sie, bis sie eine cremige Konsistenz haben. Optional können Sie Zimt oder ungesüßten Kakao hinzufügen. Dieses Dessert ist köstlich und benötigt keinen zugesetzten Zucker.

Die vorgestellten Rezepte zeigen, dass es durchaus möglich ist, schmackhafte und gesunde, zuckerfreie Mahlzeiten in den Alltag zu integrieren. Indem man sich gut vorbereitet und organisiert, kann man viel dafür tun, die eigene Ernährung nachhaltig zu verändern. Mit diesen Rezeptideen sind Sie bestens ausgestattet, um Ihre Reise zu einer zuckerfreien Lebensweise erfolgreich zu gestalten.

Wichtige Tipps zum Schluss

Experimentieren Sie mit Gewürzen und Kräutern: Viele natürliche Aromen tragen entscheidend dazu bei, den Verzicht auf Zucker angenehmer zu gestalten. Zimt, Vanille und Muskatnuss können in süßen Rezepten als Alternativen zu Zucker dienen.

Lesen Sie die Nährwertinformationen: Achten Sie auf versteckte Zucker in verarbeiteten Lebensmitteln. Produkte, die auf den ersten Blick gesund wirken, können dennoch hohe Mengen an Zucker enthalten.

Bleiben Sie konsistent: Der Übergang zu einer zuckerfreien Ernährung ist ein Prozess. Seien Sie geduldig mit sich selbst und feiern Sie kleine Erfolge. Die positive Wirkung auf Ihre Gesundheit wird Sie langfristig motivieren.

Durch die Integration dieser Meal-Prep-Strategien und Rezeptideen können Sie sich und Ihre Familie gesunde, zuckerfreie Mahlzeiten sichern, die nicht nur köstlich, sondern auch nahrhaft sind. Damit gelingt die nachhaltige Umsetzung einer zuckerfreien Ernährungsweise mit Genuss und Erfolg.

www.ingramcontent.com/pod-product-compliance
Lightning Source LLC
LaVergne TN
LVHW091311150826
845673LV00006B/1608

* 9 7 8 3 3 8 4 2 8 9 7 8 0 *